文成天縱

中醫古籍稀見稿抄本輯刊

ZHONGYI GUJI XIJIAN GAO-CHAOBEN JIKAN

李鴻濤 主編

38

廣西師範大學出版社
GUANGXI NORMAL UNIVERSITY PRESS
·桂林·

第三十八册目録

陳素庵婦科補解五卷

〔宋〕陳沂撰 〔明〕陳文昭補解
清抄本

陳素庵婦科補解五卷

本書爲中醫女科專著。陳沂，號素庵，長安鎮（今浙江海寧市）人，曾任宋宫廷御醫，建炎時期（一一二七—一一三〇）治愈趙構妃子病，獲賜御前宫扇一把。定居長安鎮的子孫繼其業者，均以木仿製宫扇立於門户，故今有『陳木扇女科』之美譽。此書又名《陳氏秘蘭全書婦科補解》，原係《素庵醫要》之婦科部分。全書分爲調經、安胎、胎前雜症、臨産、産後衆疾五門，共一百六十七論，概述婦産疾病證治方藥。作者還結合家傳秘方及臨證心得，列述妊娠養胎、按月安胎、安胎十方等産科預防以及治療記録。此書於明嘉靖年間由陳氏裔孫梓行，但傳本甚少。後經陳氏十九世孫陳文昭補解，惜其亦未獲付梓，今僅存此清代抄本。

陳素菴婦科補解 上

此書各家無著録，僅見於關有益齋讀書志云素菴全書明嘉靖刻本且二十卷載有襍症今此本係從全書中婦科門録出其裔孫文昭爲之補解蓋固非素菴原書且從來未經刊布誠秘本也文昭不知何時人以十九世計之當在明之末造耳

癸丑二月江甯顧欆堂記

素菴宋高宗時太醫

調經門卷之一

安胎門卷之二

陳氏秘蘭全書

宋太學陳沂素庵著
十九世孫文昭補解

調經門卷之一

全書婦人諸病多由經水不調調經然後可以孕子然後可以卻疾故以調經為首序于安胎保産之前

天癸總論第一

全書素問女子七歲腎氣盛齒更髮長二七而天癸至任脈通太衝脈盛月事以時下故有子三七腎氣均平故真牙生而長極四七筋骨堅盛長極身體盛壯五七陽明脈衰面始焦髮始墮六七三陽脈衰于上調經面皆焦髮始白七七任脈虛太衝

脉少衰天癸竭地道不通故形壞而無子也
補按癸北方之水是太陽膀胱為壬是少陰腎
為癸又云腎氣盛二七即天癸至者天癸乃腎水
也、既下文三七則曰腎氣均平、七七則曰天癸竭可
知也、然以天癸至然後任脉通太衝脉盛然後
月事以時下是任脉之通衝脉之盛以由于天癸之
至而月事之以時下、又以由任脉之通衝脉之盛是
衝任二脉更係即于經脉不調之由也、蓋衝為
血海、前曰脉盛後曰脉衰、盛則天癸至、衰則
天癸竭經文自是明白易曉

補　腎水藏，主藏精，然非獨腎有精，經曰：腎者主水，受五藏六腑之精而藏之，故五藏盛乃能瀉。所謂五藏六腑之精，亦止是穀之精氣，和調五藏，洒陳六腑者也。既產則爲乳汁，而色白；常時則爲月水，而色紅，非二物也。

補　巢氏元方爲隋代名醫，以十月懷胎，十月各有所主，並生陰陽和合之理，與洪範周易和春夏冬經，心與小腸二經不正表裏，懷胎上爲乳汁，下爲月水，此說說似親而難通矣。既產之乳汁，同乎時之月水，豈獨一經之水乎？又豈獨於經之血，別有所灌

天癸

注輸納而一無所歸乎況衝任脈與脾胃氣之壯則乳汁多而稠子食之易長而無病衝任二經受傷則經血下乳下少成先天後而不調觀此則乳汁與月水非獨二經之血明矣然則何說非乎曰此經之血皆會于血海而統乎手少陰心心主一身之血言心則此經在其中矣如一月則乙肝甲膽二經養胎其血則心主之也餘數可例推至小腸將其腑升因心而並及之者也

補十月養胎木生火火生土土生金金生水

五行具備而後成胎，此出自然不易之理。苟心何月中非臣所統攝之血乎？故安胎之法，首以清心爲主。衆氏復生，不易斯言矣。

調經總論第二

今者男子以氣爲主，女子以血爲主。男子精血宜閉，一毫不可滲漏；女子經血宜行，一毫不可壅塞。況居月經自應三旬一下，多則病，少則亦病，先期則病，後期則病，淋瀝不止則病，瘀滯不通則病。故治婦人之病，總以調經爲第一。

補按曰：男女之生，由于父精母血，血即陰精也。

夫婦交合時所泄乃陰精，三旬一至月水是經血也。然則內經所云天癸即月水無疑矣。天癸非月水，則天癸又屬何物？經文明言二七而天癸至，七七而天癸竭，蓋天癸與月水本二物，則經文何以曰至曰竭？況十四而經來，四十九而經絕，此其女子之常，與內經文義未合，獨有期而未至，過期而何來者，十之二三也。若曰天癸即月水，似深必言。然經文明言腎氣盛，下文即言天癸至，是天癸之至由乎腎氣之盛，天癸至，然後經脈通，衝脈盛，月事以時下，三旬一見，非天癸至之外別

有月事以時下也此篇不依經文再三反覆婦女辨駁何仇于古人何益于後學哉

補女子二七而天癸至月水之生白淋一月一至蓋積至于多日而後血始充滿滿則溢而來亦為所謂以時下也夫至于多日之內祿祿乳食者哉年孩提抱哺者及長年所受水穀之精氣以養至陰血者無幾故至二七之年後腎臟內所受五臟六腑之精蓄極而通積滿而溢任主胞胎時則脈通胞脈脈通故能合而有子衝為血海故時則脈盛血海盛月事以時下也三旬一至以象月盈則虧謂之經經來也乎

調經

為六淫所侵，內為七情所傷，則壅滯而不行，作痛作止，或前或後，或淋或閉，腹痛而且脹，為有餘，而宜通；或虛而不足，而宜補。通者，去其閉塞，從瀉之瘀，使新血不與瘀血相搏而致痛。補者，開其補諸損，足脾胃，使新血漸生，不至有枯閉，故曰通也。

補衝任之血海。謂十二經脈之海，諸經之血皆會于此，血出入蓋由此之樞，則衝脈主之。衝脈之盛，由于各經之血一併流注；衝脈之衰，由于各經之血日漸損耗也，不能聚于血海也。然則天癸之即月水衝脈之盛由于腎，腎主藏五臟六腑之精，而精又由于水穀之化，從胃脈布入胃經，注精氣之輸于脾，脾氣散精上歸于肺，肺通調水道，下輸膀胱，水精四布，五經並行，書天癸經水月事同條而共貫者也。不得但以天癸為先天之氣蓄極而生，而月事之來適同時而至，反說支離甚矣。余請伸其說以解之。凡女子七歲，腎氣已盛，齒則更，髮則長，此時腎氣已盛，天癸已萌矣，至于二七年，水穀之精日生月長，然後天癸始至，此係第一番經來也，前此經脈尚未通，衝脈尚

未盛至十四歲經血一來然後通盛滿而至也是
第一次開後便每月一至如潮汐之有常所
應時而下三日一見故曰四時下也經脈血脈衝
脈和平經氣已通血盛有餘生子天癸與氣盛血
和無遺不及經絡而不可見也但能安其經經
自然經自明不必針灸而脈必自調也

婦人雜病由于經水不調論第三

金匱云婦女之疾究源調經經者常也每
月一至故曰月信每三旬而下應期有常故曰月
經經來或遲或或不及或或作無時或或不來

忽斷忽續後不調來時或痛或不痛或紫或黑或紅或淡、或成塊或成血形之症名異不調則宜其往來癥瘕痃癖浮腫脹滿骨蒸勞瘵諸症由此而生甚或閉而不通尤爲難治

補婦人之病與男子同惟有胎孕產調經與男子異經之尤難相工寒暑之濕補瀉倒行逆施蓋一經不調則有阻滯之或壓于臍腹或留于腸胃或聚于臟腑或滲于肌肉或漬于皮毛或流于四肢或溢于經絡或隱于腰臍或積衝任又癥八瘕腹脹浮腫喘嗽腰疼逆眩暈帶胃壹

經水不調

夜分至日晡潮熱寒熱往來飲食減少虛〻之
因世由熱熾灼肌肉消瘦或血閉經枯或絕産
不孕種〻熱症皆由于經水不調所致正向病
〻虛實脈〻浮沉滑濇飲食〻多少小水〻清
白黃赤大便〻燥結溏泄肌膚肥瘦尤宜細
察之
補經水不調有内因外因有内外因經行時或大小産
後或風寒浸熱未盡外襲後成癥瘕痞塊等症甚
或外因而少兼憂思鬱不得成悲食生冷或煩及
一切傷脾之物以致停痰積飲浮沫頑涎裹聚

瘀血亦致癥瘕積聚泄瀉是皆內因更有始因六淫或起居重憂七情鬱結內外交傷飲食日減肌肉漸消面黃髮落甚且潮熱骨蒸月水經年累月不至總曰血枯治法寒者溫之熱者清之滯者通之虛者補之隨症用治終以調經爲主

經水不調

補有因病而致經不調者又應詳審傷寒瘧痢時疫食復女勞復展轉失治心火亢盛消爍陰血又嘔吐失血因此經水斷絕但治其病病愈則經自來有因經不調而致病者因風寒客于胞內傷衝任二脈血得寒則凝怒則氣逆鬱則氣亂悲則氣促

憂則氣結恐則氣怯勞則氣虛四肢倦怠氣不宣通經血因而閉滯或爲積聚癥瘕或爲腹脹嘔吐或爲腰腹刺痛或爲肢体腫滿或爲崩帶等證出但調其經則病自全

調經宜和氣第四

全出婦人經水不調多因氣鬱所致治宜開鬱行氣則血隨氣行自不至阻塞作痛崩帶香附肉桂木香烏藥辛溫行氣以開鬱〻

補婦人多氣以深居閨幃性情不能舒暢者憂思忿怒抑鬱妬忌肝火無時不動每多鬱結

以後月事不調，緣氣乃爲陽而主動，血乃爲陰主靜。陰從陽以升降，血隨氣以流通。調經者，但于養血藥中加香附行氣以開鬱，配白桂、延之玄胡，佐以木香順三焦，烏藥利腰膝，牛膝之性，能使舊血散而新血生。既然血與氣併，氣害有不可勝言者矣。人之一身有元氣，有七氣，又有交至二氣。元氣者，無形之神氣，胃中生受之氣，行脈外之衛氣，少火所生之氣，皆是也。七氣者，喜怒憂思悲恐驚，七情所結之氣，反爲元氣之害者也。二氣之交至，陰陽外感之來，虛而[illegible]襲者。二氣外侵，七氣內結，則元氣傷，元氣

謂經

傷則無以流行乎一身，充周[illegible]肌肉筋脈經絡骨節之間，阻塞不通，而血之滯者愈壅遏而不行矣。不行則舊血不去，新血誤行，浸漬絡經，百病蜂起，調治更難，故調經必以行氣爲先也。

調經與通經不同論　第五

今夫經閉而斷絕不來，則宜通經；來而或先或後，或多或少，適來適斷，則宜調。滯久則閉，通則行其滯也；不和則有過不及，調者使之和而無過不及也。然有虛有實，有熱有寒，有溼痰，宜分別主治。

補婦人月經異痛未有不由外感六淫內傷情
而發者然外感與內傷亦有不關胃先痛者寒熱
發經前者上中下三焦之火並鑠陰血津液內枯
金水二臟無所管攝則或先或後或多或少或
則閉而不行一風冷侵客子胞門傷子衝任而
發經閉者血結之則凝結則久之與血搏新血又
與舊血未連漸堅硬成塊或四五十日一至或數月
一至來時作痛胃中痞滿飲食少思久則閉而不行
經瘦澀而發經閉者傷瘦[illegible]矣脾胃敗壞噫
[illegible]此症久則瘦弱法限寒塞經[illegible]或千萬迺之水

與血和渾，久則閉而不行。以上三症，於成精神未衰之症，似實，衛且營之形不調，損形不足之，宜先用藥以調之，調之而仍閉則通之。至于血枯經閉，全由七情鬱結，脾胃衰弱所致，飢由憂慮晝夜皆至，飲食日減，經之大忌，惟有補脾生血，清心養志，加行氣開結用藥無誤，才有一生，非可峻厲劫戕之藥妄行通利也。

調經不宜過用寒涼藥論第六

今之婦人月水不通，有因上火盛致經不行者，治宜清熱涼血潤之，大則經自行，但不得過用寒涼恐

傷胃氣損阻經血細審治之

補經云月事不來者胞脈閉也由者勞心太過心火上炎薰迫肺金心氣不得下通故經不來也亦有胃中熱結善飢受渴津液漸耗血海枯竭則經不來又胞絡中有伏火大便閉小便澀熱結下焦因而經水斷絕三者皆由熱結經閉治須清熱潤火瀉陰生水上瀉清心火中瀉清胃火下瀉清胞絡火更須平肝木使和火不熾不通經而經自通矣故通因者宜緩攻瘀除癖血若盡大退定生禍不旋踵

調經

調經不宜過用大辛熱藥論第七

今若婦女月事不通大率因風冷之邪以致血滯不行治宜温經散寒行滯去瘀則經自通若辛熱之藥中病即已不宜過劑恐血熱妄行有崩敗暴下諸症及傷陰血

補婦人產後或經行時風冷客于胞門子户。血便凝滯臍腹疼痛久則經閉不行。宜附肉桂丹調經要藥。宜附行氣開鬱。肉桂去瘀遲痛。散虛者加當歸川芎丹參杜仲川斷山藥白术遠志等藥。氣滯久者加木香青皮烏藥等。風冷陰久者

加炮姜五靈脂良姜等藥或盡用姜桂烏附
大辛大熱和紅花桃仁延胡蓬莪三稜峻厲驅
逐之劑恐氣道傷陰血大熱則妄行上爲吐衄
下爲崩脫不可救藥

補婦人胞門子戶衝任二經俱在下部稍不小心風
冷之氣乘虛易襲非辛温之藥豈能使之邪散
而滯血通而經行至產後流鮮不登廁尤宜謹慎蓋
經閉不行由乎無積者少由乎寒積者多若是瘀積阻
塞血道致經不行者間有一二世醫遇此每每用蝱
虫乾漆大黃桂附以求經行而不知所傷實多也

調經

前之論誘之以下治道用者也幸其至成而化于養血調經之藥歷元冠不靈脾胃充實舊血自去而新血自生矣

經水先期方論第八

今有婦人經水謂之月信者男子屬陽二八而盈故精應日而一舉女子屬陰血而陰故陰血應月而一下也來有常候過與不及謂之不調若知數三十日而完一到者血主肖清主脈血成營之經有限生在故也

宜大安營湯

當歸身 白芍 生地各 川芎 北仆 秦艽 木 黄芩各

丹皮錢　焦梔木　川斷錢　秦艽下　甘草下　炙芩三分

血色紫黑過多加黑黃梔木

【補】先期而至者，乃血熱有勞心火旺不能主血，有怒動肝火不能藏血，有脾經鬱火不能統血，以致經水先期而至；或營分受風，則陰血妄動。前三症乃內傷所致，後一症係外感所傷。清熱瀉火去風，則經自調，如期而至。是方以四物、川斷養血，丹皮、焦梔涼血，黃芩清熱，茯苓、甘草瀉火，秦艽、荊芥去風，黃芩入血所以固經，黃芩清熱瀉火去風，所謂治標也。

經水先期

補 先聖固療血熱。然有因熱挾虛而致者。又不可過用涼血之劑。當以補血爲主。而佐以清熱。八珍湯加大補氣血。君和丹皮、梔子、甘草、秦艽等味。蓋無陽陰無以生。無陰則陽無以化。故用四物以補陰。四君以補陽。而丹皮以清血中伏火。山梔以清腸胃屈曲之火。白茯苓、生甘草以滲膀胱小腸之火。秦艽去風除熱。腸風會大腸。大腸風而血燥矣。

補 因肝火。前方中有丹皮、山梔（二味專治肝火）。因心火。前方中有茯苓、生甘草、澤瀉也。因脾火。前方中有四物補血。所以安脾。且黃柏、甘草亦治火。因風熱。前方中有秦

先期門

經水後期方論第九

全方婦人後期而至者血虚也此由脾胃衰弱飲
食減少不能生血所致當補脾胃以滋生化之源血
生于至陰至陰者脾也宜服補中湯
白朮二錢茯苓十人參十山藥十ラ陳皮十熊膽分
白芍十ラ熟地一錢川芎十ラ炙草當歸根五桑澗二錢
姜三片大棗二枚
補血者水穀之精氣也胃主納受脾主運化大腸
主傳導水穀盛則陰血旺蓋脾與氣于胃胃

經水後期

虛不能納受水穀而脾無所資脾虛不能為胃行其津液而血不生此經水所以後期而漸少也故補脾健胃必先補命門之火使之蒸熟水穀蓋火衰水穀不能運化而溼聚于脾脾聚溼而飲食不消則必泄瀉泄瀉則胃亦病而嘔惡作矣飲食日減血從何生甚者四君山藥陳皮以補脾土四物以養陰血香附行氣運脾炒葛根上行升胃中生氣脾胃健則飲食進水氣穀氣日隆陰血自然充足三回一下無後期之患矣

經水作多作少方論第十

金方婦女經水下多下少，有陰勝陽而陽陰之分，非
先期來者定來多，後期來者宜來少也。先期者
亦有甚而少，後期者亦有時而多者，不但多則血必盛，少
則血有滯寸脈有抑和血而

芎歸云：川芎多、自芍、木、生地多、熟地多、香附、炒白芍、和三方
黨甲多、丹皮多、秀各以熟多、秦艽多、紅花少許

補許學士云：血氣挾寒來，血則凝，氣冷血不運行，所謂
天寒地凍，水凝成冰，故在月後而下少，蓋血氣寒滯。
則血流散溢，所謂天暑地熱，經水沸溢，故在月前
而下多，以下多下少，經既月前月後，既犯血氣。

經水下多下少

蓋血來多必血分有熱，熱則行而不守，或氣虛不能攝血者亦有之。血來少必血分有滯，滯中或風冷外束，或脾虛不能生血者亦有之，非先期者血熱多，後期者血來必少也。且有經水虛而不先不後而經行時亦有作多作少者，皆去血過多血虛所致。據予以調經方四物爲君，補血滋之，生地二丹紅花以附之，荊芥沖秦艽去血分之風，黃芩色青入東方肝木瀉陰，秦血以歸白，秦艽能行肝胃經絡，使關節通利，氣行血和矣，亦可作丸服。

經欲來腹痛方論第十一

金匱婦女經欲來而腹痛者氣滯也比當行氣和血宜調氣飲

當歸身 延胡索 各 川芎 各 青皮 七 烏藥 七 香附 各

紅花 下 大茴香 牛 肉桂 平 延胡 各 山查 各 艾葉 各

加砂仁 生姜 川斷

補按婦人當經欲來而腹先痛是氣滯而血亦隨滯故於未來而腹先痛也青皮烏藥香附之辛溫以行氣紅花延胡肉桂之辛溫以行血艾葉茴香以煖命門歸芎遠志川斷以補血和血山查直行氣血二滯腹痛自止

經來腹痛

補之者倍肉桂因怒者加木香紫蘇飲食停滯加神麯枳殼血少氣滯加人參白术丹參肥人多痰者加半夏茯苓暑令去肉桂

經正行腹痛方論第十二

今有婦人經正來而腹痛者血滯也此方行血和氣宜服大玄胡索散

延胡索一錢　肉桂五分　木香八分　紅花八分　青皮八分　枳殼八分

醋炒香附一錢　艾葉焙熟五分　當歸酒洗一錢　川芎一錢　赤芍一錢　生地一錢

吳茱萸川連汁拌炒二分

補婦人經正行而腹痛是血滯或在當有風冷客

胞門氣血未甚多而尺脈濇腹中疞痛治法宜用于行血藥中加行氣之藥其方延胡索紅花赤芍生地行血肉桂吳茱萸炮薑逐滯香附青皮木香枳殼行氣止痛當歸川芎艾葉補血溫經行周身筋骨經止後更宜服十全大補或四物加紅花丹參香附

經行後腹痛方論第十三

金鑑婦人經行後腹痛者是氣血兩虛也治宜用大補氣血以固脾胃為主或餘血未盡加行滯藥

二三味可服三才大補丸 經正行腹痛 經行後腹痛

人參 白朮 杜仲 熟地黃 當歸 川芎 香附
黄耆 白芍 熟艾 補骨脂 阿膠 山茱
如經血未盡作痛不止者可先服艾附丸二三兩姜
湯服 熟艾另揉極細作餅焙 香附醋浸炒搗 以上二味合
姜汁和神麴為丸砂仁湯服

補經已行則血海空血去身亡陰則四氣無輔虛則
生寒故腹痛此係氣血俱補將來虛症陡起久則
經閉或經行時腹痛過後仍痛是餘血未盡也
以大補湯中加一二行滯藥則痛自止是方人參
白朮 黄芪 山藥 茯苓 以補陽 歸 芎 芍 地 以補陰 杜仲 阿膠

以固右尺腎陰血，熟艾補骨脂以助右尺煖命門丹田，炙附以行氣使上中下三焦，壯氣運行不滯，經血自如所而止，不致作痛矣。

經水三月一來方論第十四

全書：經水三月一來名居經，居者謂言積也，積至三月一來也。諸名四季經，其脈微而濇，微者陽氣虛，濇者陰血少，婦人得之艱于子息，宜服芎歸補血湯。

當歸 去尾 酒洗　炙黃芪 酒洗　生姜三片　大棗五枚　水煎日服。

經水三月一來

補按婦人經血每三旬而一下，遲至三月則失其常度，不得名為月信矣。每見婦人有此者，且三月之中合而成孕，不知既孕在于何月。之經忽止，乃謂居經，究竟血少。蓋血充足，食必應期而至，所謂月事以時下也。若積至三月而後一來，其為血少無疑。況按之脈又微而澀乎？貴以味甘溫以補氣，氣旺即味辛溫以補血，血旺則脈之微即散，其脈之澀更有姜棗之一辛一甘以和營衛，立方之最當者，每日一劑，氣血自然充滿。

經水愆期續方論第十五

金谷婦人經行適來或斷斷而復來或五六日或十餘日不痛者爲血虛痛者爲血滯虛者十珍湯滯者加減四物湯

十珍湯

四物湯地用熟　六君子甘草用炙　煨姜　大棗

加減四物湯

木香　紅花　丹皮　川芎　延胡　秦艽　香附

益母草　熟地黃

補斷而復來來而無止者血虛也虛則血少故乍來也斷續無常腹且不痛知其無滯血

經水斷續

也或風寒外侵或氣結不舒血因而滯則經來也應忽來忽斷且腹痛故知經有血滯也前方四物合六君子以其補氣血而生陰自旺氣盛而血充也後方四物去芎歸之辛竄加益母之甘平以補血虛佐以木香香附以行氣開鬱紅花丹皮以行血去瘀秦艽益肝膽去風且補厥陰無虧不足也

經血辨色方論第十六 有論無方

全書婦人經血來時經色或紅或紫或紫極而黑或淡白或黃濁或淡紅各各不同紅者正色

也紫者血熱甚也黑者熱極也淡紅者血虛
也淡白者氣虛也黃涸者濕痰重脾虛也熱
宜涼虛宜補痰宜清隨症定方臨時斟酌
補按婦人以血為主陰既虧而故其色紅紅者
血之正色也經行雖有過有不及然其色正則
易調治比前以四物為君加見症之藥血熱色
紫者四物加丹皮梔子黃芩熱加荊防白芷秦艽
黑色熱極者加芩連知母丹皮淡紅而血虛者
加麥冬棗仁杜仲淡白氣虛者加人參白朮山
藥杜仲黃淡色黃涸如屋漏水者痰飲署

經水辨色

二陳加秦艽羌活牛夕大約血熱則凉血虛則補
風熱則祛風有兼血痺痰飲則豁痰行血
以上之症俱要兼血治之

經血成塊方論第十七

今有婦人經行而塊或大塊或皆血所結不血帶
也紅而成塊者血熱重風也紫甚或黑色成塊者
血熱有伏火久而蓄結也又闊成塊者陘痰
衰血也淡紅而成塊者風冷客胞門致血凝聚
也治宜行血散滯兼之主之主陘痰冒審因而
佐治之宜八製香附丸

香附不見鐵浸一宿再酒炒醋炒童便製杜仲汁製後以
一兩紅花汁炒一兩川連汁炒一兩半夏汁炒　秦艽一兩
丹皮一兩胡連炒　莪朮一兩白芍一兩酒炒　熟地一兩　青皮一兩醋炒
補血中氣也此湯適宜則結而血少遲下者則鮮紅
而少水婦人經血將來宜散不宜成塊蓋人但知
血得熱則凝而不知熱甚結則血亦凝也由熱而凝
成塊者必淡紅色因熱而血結成塊者必紫黑色
挾痰而血裹成塊者必黃稠色甚方以香附行
氣因鬱而瘀加茯苓羌活以去風加丹皮川連汁以清熱
加青皮紅花以去滯加半夏以豁痰加四物以補血
久服則經自調和經血淋塊

八製香附丸方解　香附氣藥也辛而燥然以婦人爲要藥者以婦人性善怒多鬱怒則肝氣傷鬱則脾氣傷香附能行氣開鬱又行滯氣中滯血氣行則血亦行也用八製法則燥烈者而性反純良矣先用泔浸者製其燥也重藉穀氣以入胃次用酒炒者以周行一身通利三焦也次用醋炒者欲直作引入厥陰肝經也次用童便者童便甚寒而下降之藥引以入陰分因鹹寒軟也次用杜仲汁炒者達下焦腰膝之陽也然後分作三分以一分用紅花汁拌炒以行血用一分以川連

汁拌炒白芍青蒿用麻以半夜汁拌炒以鹽膝居臣
佐使之法皆全陰虛之症俱于八珍中備見之
矣

經水淋漓不止者論第十八

今有婦人經行多則六七日少則四五日血海自淨
若遲至半月或一月者淋漓不止非衝任內虛
氣不能攝血即非外感使血滯經絡故點滴
不已久則成經漏亦屬崩血淋等症甚經行合
房以致血漏尤爲難治宜服棕蒲散（棕櫚皮 蒲黃 二味爲君）

經水淋漓

棕 蒲 二味（俱炒黑存性各五錢）歸身（酒炒）白芍（炒）芎藭 生地黃

丹皮 秦艽 澤蘭 杜仲

補經行淋漓不止大率皆傷衝任以致元氣虛不能
攝血者十之六七蓋外邪止客于胞門血海帶脈雖不甚
每於入陰竅淋漓有延至半月或一月者蓋由
風冷外邪者必腹痛此易辨也至于經行合房
年少男婦無忌此內則敗血不出外則積精相射
混于胞門流入血絡使敗精瘀血相搏陰絡既傷
遂成經漏久而不已變為虛憊是方以棕灰炒黑
蒲黃二味為君棕皮性濇蒲黃炒黑后性亦濇
黑則從水化以治淋漓尤為上品秦艽澤蘭以去

凡長流不斷者，以清血四物和杜仲以補血，引入厥陰血分，愈後再進補中益氣湯，氣旺則能攝血升舉上達，使不下陷，而淋漓之症自除也。

婦人經血不通有血瘀之論第十九

全書婦人月水不通，有瘀血凝滯者十之七八，日久不治，必致癥瘕，癥瘕有堅結不達而經閉者，有寒襲內而經閉者，此症必時時作痛，或少腹板急，宜服紅花桃仁煎。

紅花 當歸 桃仁 香附 延胡索 赤芍 川芎

乳香 丹參 青皮 生地 熱加酒炒大黃 寒加肉桂熟艾

經血不通

補按：瘀血凝滯，因而月水斷絕，雖有熱結寒結之分，然寒結久則生熱，熱辛溫之藥亦不宜過剛也。大約行血藥中加順氣之藥，氣行則血不滯。若用紅花、桃仁、青皮、延胡索、乳香諸行血，而四物養血，改生地為赤芍，涼血破血，丹參去舊血生新血，以四物附佐之者，以行三焦也。若仲景抵當湯乃大黃、桃仁、虻蟲等，因太實，諸藥未免攻擊太過。本方又附丸用，佛手散煎，日服百丸，殊為盡善。

經水不通屬外邪風冷方論第二十

全在血旺旺則行逆之則滯婦人或經行或產後或病久體虛因冷乘虛外入客于胞門久則必傷衝任而沉寒痼冷之疾成必用辛溫之劑以逐之庶則經水自行矣宜桂附丸

肉桂二兩 香附一斤（甘草醋便四製） 延胡索一兩（醋炒） 熟艾一兩（醋煮和餅焙攝）

當歸二兩（姜汁拌炒） 熟地二兩（砂仁酒蒸） 紅花一兩

經水不通

補按經水不行因血結則少血之結者宜肉桂去積冷香附行滯氣故以為君紅花延胡行瘀破積熟艾行經絡而溫當歸熟地補陰引諸藥入營而使脈氣之邪退瘀血行大小腹必無疼痛矣

經水不通有痰滯方論第二十一

金為經水不通有因積痰者大率脾氣虛土不能制水水穀不化精生痰不生血痰久則下流胞門閉塞不行或積久成塊占住血海經水閉絕亦有婦人體肥脂滿積痰生熱熱結則血不通宜用四物合二陳湯導痰行血

歸身 赤芍 川芎 生地 陳皮 半夏 茯苓
甘草 海藻 紅花 香附 枳殼

補按痰水穀也痰之所由實生于脾脾虛無于運化水穀而經痰停聚不進久則流塞胞門占

住血海而經血不行婦人体肥者往々患此耳体肥則脂滿合而不孕由子宮阻隔中太空虛不能受精也四物湯養血歸用尾芎用赤重行血二陳湯導痰通血海除痰附佐二陳丹皮紅花佐四物破去則血行即所以通經也

經水不通屬七情鬱結方論第二十二

今書七情者喜怒憂思悲恐驚也七情中惟喜不傷人餘皆屬内傷而婦人身居閨閫性多執拗更怒悲思肺肝脾三經之氣血由此衰耗驚恐傷膽及腎亦成于之三四肝脾主血肺主氣腎主水有

經水不通

鬱結則諸經受傷始起或先或後或多或少久則閉絕不行治法以調氣開鬱為主宜用

烏藥散

烏藥　香附　蘇子　廣皮　紫朴　丹皮　焦梔　木香　當歸　川芎　茯神　生甘草

補病經閉而方中全用氣藥者何也病之本在氣不在血但調其氣則血自通故用烏木廣附蘇子以行氣紫丹梔子以清肝火解肝鬱茯神輕清上升甘草甘溫下降芎歸辛溫養血之藥多則血氣亦從而入氣分即此之謂也

經水不通屬脾胃虛弱方論第二十三

今婦經血應期三旬一下，皆由脾胃之旺，能易生血。若脾胃虛，水穀減少，血無由生，始則血來少而色淡，後且閉絕不通。治以大補脾胃爲主，不然飲食日減，面色萎黃，肌肉消瘦，漸至尫羸而不可治之症。先宜補脾飲，倘愈再服二术丸。

補脾飲

白朮　黃芪　茯苓　山藥　廣皮　芎藭　熟地

人參　當歸　補骨脂　炙甘草

二术丸 一名老肉丸

白术散 蒼术四兩 生姜四兩切片 大棗百枚去皮核同生姜再搗爛

共爲丸每日空心米飲下百丸

補陰血者以穀之精氣也經云得穀則昌失穀則亡蓋勞傷憂鬱惱怒有傷中氣則胃虛不能腐納水穀之入者少則脾無所藉脾土虛則血從何生始則經來甚少色淡而不甚紅此時血漸竭之徵也久則飲食日減形氣虛面色萎黃脾之脈上榮于面肌肉消瘦脾主肌肉經水斷絕非大補脾胃以培其本則病不愈宜方四君加黃芪山藥甘草以補脾加香附陳皮以運脾加熟地

以補右尺補胃脈以補右尺胃旺則能納水穀脾旺則能運水穀血漸充足而經自應時而至矣

蒼白朮味辛溫性能壯脾胃二經主藥也脾胃虛之困服之則飲食倍進肌肉漸充然虛人服朮恐中滿故又加姜皮以輔之去皮甘溫脾藥也用以爲引生薑辛溫氣藥也用以爲佐不特治婦人凡男子小兒脾虛同治者尤宜

經水不通屬二陽之病方論第二十四

金匱經云二陽之病發心脾有不得隱曲者女子

經水不通

不月，其傳爲風消，爲息奔者死不治。二陽陽明也，足陽明胃，手陽明大腸，受于心脾，及于心脾也。不得隱曲，而道塞也。不月，陰血竭也。風消，肌肉消瘦也。息奔，息粗上氣喘也。而死受之病，則由于胃。治宜清心火，養脾血，可服升陽益胃湯。

當歸錢　葛根五　遠五分　麥冬五　升麻三分　蘇五

丹皮五　茯神分　白芍五　生地五　炙黃芪七　麥冬五　生[illegible]

補按胃爲水穀之海，大腸爲傳導之官，脾與胃爲表裏，胃與心爲子母，胃主納水穀，化精液而潤宗筋。胃病則府傷而藏亦傷，故病責于脾。

也胃虛則子病而母亦病故受于心也心主血脾生血心火旺則陰血消爍脾土衰則生化之源絶故男子則陽道衰女子則月事閉也甚者以升柴麥冬葛升從清陽之氣居達表茯引下心經四物丹皮滋養陰血麥茯葛引下于胃苓草引火下行以通心氣丹皮生地去血中伏火則陽明燥金不受傷而水穀之氣自能生津液而和營衛月事經自通矣

經水不通

經水不通屬血枯方論第二十五

全書經水不通分有餘不足差之毫釐謬之千

里有餘者調之通之不足則補之外感風寒冷墜塞結痰結瘀血內傷憂鬱驚怒俱宜分利主治惟血枯一症卽虛損癆瘵之由來不急治便成不救宜服回天大補膏

人參六兩 白朮四兩 白茯苓三兩 當歸身四兩 白芍四兩 川芎一兩
生熟二地各一斤 二冬各四兩 知母三兩 八製香附四兩
紅花一兩 山藥一兩 自製龜膠四兩 清阿膠四兩
鱉甲膠四兩 元參六兩 丹皮三兩 紫根三兩 人乳二碗
牛乳半斤 羊乳半斤 梨汁一碗 柿霜三兩

補按經云太衝脈盛月事以時下又心與小腸二

經之血上為乳汁下為月水是經血之應所由乎衝脈之盛而衝脈為諸經之血海諸經之脈盛則灌注血海而月事如期以三旬一下無過無不及也衝為血之海[illegible]為血之主婦人或勞役傷過度或憂鬱積損肝不遂怒動肝火或飲食不節脾胃受傷或房勞過度腎水涸竭諸經之血不能灌注于血海則血枯血枯則月水斷絕脈亦左寸左右尺必微而濇右關必沉弦左關必虛細其外症晨昏寒熱肌肉消瘦皮膚乾澁爪甲青而不潤飲食減少大便澁結小便痛而數口乾咽

經水不通

終漸成勞瘵危而難治是方參、蒼、术、苓四君子四君也，歸、芎、芍、生熟地黃四物四物也，二者和爲八珍，補脾金以諸生化之源，且龜鱉甲益陰以制浮游之火，人乳、牛乳，燥者潤之，梨汁、柿霜，熱者清之，胡黃連以退陰熱，附以開之諸鬱，紅花以通血滯，山藥以達腰膝，葛根生津液，健脾和胃以有回天之功。

經水不通屬腎虛津竭方論第二十六

全爲腎藏志，主受五藏六府之精，男女交媾時男之媾精色白，女之陰精凝紅，故虛勞過度則腎氣虛腎虛則津液耗損合身則虧腎壞而肝氣傷肝傷則筋懈脈弛二經既病則水不升火不降元火上炎而迫肺金心氣不通下通則胞脈閉而月事不來也宜服補腎地黄湯

熟地 麥冬 知母 黄柏 澤泻 山藥 遠志
茯神 丹皮 麥冬 元参 桑螵蛸 山萸肉 竹葉
龜板

補易卦取象既義甚明水在上火在下則爲既濟火在上水在下則爲未濟女子身合則精耗

經水不通

而胃虧由甚心火刑肺金受傷胃水絕生化之源而經血自閉猶大旱之年溝瀆干枯雖百計疏濬無益也甚。方滋陰生水以生熟地遠志山藥萸肉棗條補胃之上品也知柏丹皮龜板補胃水以制亢陽之火麥冬元參清肺金以培天乙之源神茯安心神是以瀉心火下降肺金肅清胞脈通而月事可下矣

經行受熱方論第二十七

全書經正行忽然口燥咽干手足壯熱此客邪來客所傷（非感府所生故曰客邪也）治此退熱涼血不損胃氣

防峻烈之劑。或潮熱有時，或濈濈然汗出，四肢倦怠，屬內傷而虛症，宜補血清熱。前症服柴胡清肌散，後症服四物滋陰湯。

柴胡清肌散　治外感發熱

柴胡　黃芩　甘草　荊芥　丹皮　生地　元參

桔梗　赤芍　蘇葉　薄荷　前胡

四物滋陰湯

當歸　熟地　麥冬　杜仲　茯苓　知母　生薑

柴胡　荊芥　丹皮

補按：經行則無熱，無虛則外邪焉侵，加以失血

經行發熱

過多而乏極盛厚衣重褥溫煖過度害甚矣虛寒者太陰皮毛而肌肉故過冷及手足皆紫主也如春暮多則亡陰之後又復亡而止宜荊紫蘇薄之輕清者以解肌芩丹以退熱參地赤芍滋陰涼血桔前清陷膈燥沸之熱甘草佐丹皮清腸胃屈世之火則陰血不至消爍矣補潮熱有時而至其來有期如潮汐之有常識之然汗出則補其陰陽虛矣脾主四肢四肢倦怠脾病也脾為太陰血所由生經行脾必虛舊血既去新血未充故也此症無外感故以四物

補血方君麦杜參知甘草滋陰降火方臣紫
丹荊芥清熱解肌方佐蓋陽微惡寒陰弱發熱
理之常也皮膚潮熱乃肌熱口渴咽干乃內熱肌
熱用紫參丹皮骨皮荊秦之類內熱用地黃梔子
元參連翹黃連之味血虛用四物麦冬杜仲之
則惡寒熱如瘧作熱入血室治法

經行泄瀉方論第二十八

今婦經行忽痛泄瀉乃脾虛亦有外感風冷
內傷飲食而致脾氣不實者虛者補之風冷
所感則溫之飲食所傷則消之宜服運脾飲

經行泄瀉

可隨症加減

香附 半夏 蒼术 厚朴 陳皮 甘草 茯苓

薏苡 山查 澤瀉 神麯 風加防風 寒加羌

活姜人參加萊菔子炒

補脾至中州主運化水穀脾虛火衰則失其健運之常加以風寒外侵飲食內傷而泄瀉之症作矣所脾虛初瀉以消積脾胃先傷瀉久以虛補脾為上策必審外感內傷百無一失是方係夏朴陳草薏溫中運脾蒼术力猛去風散寒逐濕發汗查麯消食寬中苓瀉甘草利水止瀉病愈可服

亦屬子及脾胃而及爲佳二术丸艾附丸世俗之
症大約脾氣不足致水不道小腸而出併入大腸而瀉
也或水糞各半或水多糞少非同世完穀不化為
虛之者非滯下裡急後重似赤白痢也治以運脾
利水溫胃節食則病自愈藥以運用參苓熟术桂
附等藥病必延久不能速効蓋虛症均治不可
執經行方虛而驟攻峻補也

經行嘔吐方論第二十九

全有婦人經正行忽然嘔吐為胃虛或客之犯胃
或食後怒動肝氣展轉不已頭暈口乾四肢亦

經行嘔

主陳皮散止嘔最多雜療宜平胃調中散

厚朴 陳皮 香附 白荳蔻 益智仁 白茯苓

葛根 防風 蒼朮 生姜 山查 半夏

補胃納水穀忽然嘔吐甚拒而不受入而復出矣食已即吐有火食久復吐有寒空心口嘈雜嗔中介介作痒有蟲吐傷胃氣故頭暈吐多津液少故口乾胃病則脾亦病故胃受其邪大約經行時陰已虧損胃在上焦最宜易犯積多飲食生冷所傷即便停滯此嘔吐所由作也其方朴陳荳仁香附益智以溫胃和中生姜半夏以止吐山查以消食

蒼朮以運之，去積防風以去風，茯苓以利水理胃，葛根升陽引以入血分也。

經行頭暈目暗方論第三十

全書：經行不足頭暈目暗者何也？血虛不足而氣下陷，故頭暈；精血少，故目暗也。宜地黃養血而

熟地錢半 當歸錢 紫蘇八分 茯苓錢 白芍錢 蔓荊八分 棗仁錢 丹皮錢 炙草八分 遠志肉錢 川芎錢 黃芪錢半 升麻三分

補按：足太陰脾生血統血，經行血去則脾虛，脾虛則臟府皆失所養。頭爲諸陽之會，血氣下陷而不升

經行頭暈目暗

故頭重五藏之精華皆注于目白爲肺黑爲肝眼胞爲脾神水爲腎鏡皆爲心脾虛則水竅不能運化於經無以柔藉甚以目暗而無光也其方四物逍遙以補肝胃二經之血參耆朮苓以補之氣升柴升麻升陷之而蔓荊子引諸藥上行至頭面藉頭無疾也

經行发狂譫語方論第三十一

全书云經行发狂譫語恩不知人與産後发狂相似緣此婦素係之氣血兩虛身怒而動肝火令經行去血過多風邪乘之客邪與內火併而和搏心

神昏悶甚，以致登高而歌，棄衣而走，妄言譫語，如見鬼神。治宜清心神，涼血清熱為主。有瘀血凝滯者，合黃清膈，宜用加味清心飲。

石蓮肉　人參　茯苓　麥冬　丹皮　赤苓　赤芍
石菖蒲　生地　甘草　木通　青皮　神曲　枳殼

補解：婦人血分如有伏火，加之時受驚怒，本係虛弱之軀，血素虧，合經血下行，未免去身血虛，以生內熱，和以外受寒邪，引動肝火，血分伏火，一時昏悶，不省人事，或瘀血上逆，或卒仆口噤，或妄言見鬼。此係血虛火旺，不可汗下，宜涼血清熱，則狂妄

白芷赤芍石蓮金佰麦冬地貝母丹皮清心飲去赤
苓赤芍木通甘草引心火下行鬱金去心痰甚益
半夏去膈上熱痰枳殼利氣神麯消痰石菖蒲
能開諸竅入心而使也

經行寒熱似瘧方論第三十二

今婦經行時血室虛傳寒熱往來似瘧經
下來五數此後熱入血室治以化瘀清熱則經必
自來矣若用破血之藥益虛其虛熱邪陷入斷之
而成骨蒸宜柴胡等熱湯

柴胡 黃芩 半夏 甘草 生地 丹皮 赤芍

紅花 蓬術 蘇葉 黑梔

補按：經正行忽來之熱，下來又斷，名曰熱入血室。與傷寒小異。蓋血室者，乃陰血停蓄之所，即衝脈也。經行則血室空虛，熱邪皆集之而入。其中若有餘血未盡，與熱相結，故晝則明了，晝屬陽而氣不傷也；夜則譫語，夜屬陰，邪傷營也。然譫語妄言皆因熱結肝經，非關陽明胃實之例。表邪惟犯血室，未傳別經，故只熱似瘧而非瘧也。蓋方以柴、蘇、荊芥微解之表，丹、紅、赤、地、歸、芎行之血，黃芩逐熱，半夏消痰，熱結則痰生。黑梔引熱下行，熱邪既清，則血不結。

經行寒熱似瘧

而經自通矣

經行暴怒方論第三十三

金書經行因事暴怒，怒氣逆而厥，怒傷肝，肝藏血，因而崩淫。但和肝氣，清肝火，養肝血，則病自愈，宜當歸抑肝散。

當歸　青皮　香附　丹皮　黑梔　柴胡　川芎　白芍　生地　蒲黃炒　荊芥炒　棕櫚灰

補肝氣不和，青皮、香附和肝氣也；肝火猶盛，當歸、丹皮、梔子清肝火也；肝血暴竭，四物養肝血也。然恐崩淫之勢來而不已，故用蒲黃、荊芥、棕皮

俱炒黑存性 以上乙

經行遇驚恐方論 第三十四

今若經行卒遇驚恐因而膽怯神志失守經

血忽閉而面青筋搐口吐涎沫此緣驚則氣亂

恐則氣結故所宜用溫膽湯

遠志 棗仁 茯神 當歸 川芎 錢內 半夏

陳皮 甘草 香附 茯苓

補按驚則氣亂 則傷肝 恐則氣結 則傷腎 肝

藏魂 肝傷故面青筋搐 腎藏志 腎傷故神

志失守經血忽閉 因驚恐而營氣不通也 經

經行恐

經行驚恐

云東方肝木旺之病受剋賊木尅土口吐涎沫者
脾虛而木所乘木因此痰涎上出也其方逍遙散
神安神定志二陳去痰菖蒲茯苓、血余、廣順
氣鉤鉤藤止搐方名溫膽者以十二經皆取決
于膽也病瘧愈用佛手散少加紅花烏藥丹
參朮附廣皮行氣除盡盡血也

經行遍身痛論第三十五

金書經行後骨節遍疼煩熱口燥咽干四肢
倦怠經血亦皆不足勞則傷脾宜參朮散
參朮茯苓草 當歸芍 生地 廣皮 牡丹皮

知母〻附

補脾統血而生化之源經血去多脾已虛矣復因勞役以傷之血虛則津液少故煩熱而口燥咽干也脾主四肢故四肢倦怠而少力也經血竟日不止者氣虛不能攝血故每日而淋漓不止也是方四君以補氣四物以補血參、麥以順氣扶脾使以款遠而陰血生更和丹皮麥冬知母以滋陰補腎使津液生而煩熱退尤宜節勞養性自無傷脾之患矣

經行犯

經行入房

經行入房方論第三十六

舍出經正行而男女交合敗血不出精射胞門精與血搏入于任脈留於胞中輕則血瀝不止陰絡傷則血内溢重則懷血積聚少腹硬起作痛小便頻澀病似淋甚則厥氣上衝奔突胸膈痛似癥狀終身不全皆由經行合房所致治宜調榮衛和其血則瘀漸已可服益肝湯

當歸四錢　白芍　熟地　白朮　牛夕　川斷

山藥　木瓜　遠志　烏藥　乳香

補按肝藏血受天一之氣以滋榮腎虛則肝病

然婦人之生氣常有餘血常不足以其數脫血也三旬一下經血行後血海已淨然後男女交合兩精陰血二五妙凝合而孕育尊育而子多壽若經正行時猝以入房內有汙血止而不得出外有敗精留而未行與血結于胞門聚于少腹即時交之病則經血淋瀝不斷俗名血淋遲久而變則少腹痛小便澀病似血積中伏暴之症或年少時經行交合中年變病厥氣奔衝上貫胸膈下連腸脇昏冒卒仆病似癲狀以厥陰經上貫膈下布脇肋也殊不知經行之時下部胞門開張周身筋骨懈弛縱情交合多時遇寒暖

經行入房

血敗精衰住血海後經來時新血與舊血相搏舊血占閉新血誤行痛及少腹腰痛無時小便因而頻澀陰氣不通上逆而厥是病有不可勝言矣是方四物專補肝血白朮能和腰臍間血以兼遠志補腎川斷和周身筋節杏仁乳香舒筋止痛烏藥順氣温腎牛膝直達膝膕以下和榮衛調血氣必久服方見効

經行遍体作痛方論第三十七

全書婦人經行忽然遍体作痛此由外邪未盡而入於空竅邪致風冷内傷衝任外侵皮毛以致周身

疼痛治宜散風以溫經血如下血多筋失所養痛如行痺宜補血溫經再去外邪可服羌活溫經湯

當歸　羌活　獨活　防風　川芎

甘草　青皮　香附　烏藥　白芍

補按血脉作痛自頭至足由內及外無不作痛也此氣入臟腑衝任則腰膝下連髀脛痛風邪外侵皮毛傷太陽太陰則手足頭面及背項肩脊痛治法兼散風止痛中兼用溫經行血之藥是方羌活獨活防風以川芎散風止痛青皮烏藥香附行氣止痛加以當歸甘草溫補營血厚朴和胃溫中則

經行遍身作痛

斷斜風身筋脈風之去經血行而疼痛自除矣

經行因浴受風方論第三十八

今有婦人經正行時因天暑畏熱浴訖受風風從胞門而入與經凝後受風冒無異頭面四支重痛項強頸急身背痛身疼壯熱似類傷寒可服大荊芥散

荊芥穗炒黑 黑豆炒研 當歸 桑寄生炒 續斷 木 烏藥 木

澤蘭各等分為末每服四錢空心服

論按婦人經行時胞門開張即解衣登廁亦須避風周密況裸體而浴乎夫經浴時則毫毛開竅久未著衣則涼氣外襲此時無去閉塞外邪

易侵年少婦人性執愛懷每每悲恚此頭面四支浮腫項強脊痛皆風症也荊芥炒黑作產後中風第一上品之桑經行受風用之每有加胡椒紅花行血烏藥行氣降痛平氣散血中伏風臟上結氣拔用以為佐

經行帶下方論第三十九

經行帶下

金台經行見赤白帶下或隨血而下或時時常有下此由脾虛濕痰治須補脾去濕則帶自止然經水來止有時有經止而帶隨止者有經止而帶仍盛帶下者脾虛濕聚隨而下注故因經行而帶下症益甚也補脾則土旺土旺則濕去濕去則痰消帶除[illegible]之內自[illegible]濕[illegible]而

經行因浴

人參　白茯苓　白朮各五分　炙甘草廿分

半夏五分　廣皮八分　蒼朮七分　當歸一錢

謂前論已悉痛瀉但帶下亦有脾虛不能束血

者此因經行而見重証分理虛實前方四君

補脾虛二陳去濕痰加蒼朮健脾燥濕運脾

加當歸辛溫和營養血由腎虛者合匱腎氣去附子

經水過後忽然山崩下不止方論第四十

今云經行後已止五六日忽然暴崩此與風冷傷經

留滯血海故止而復來脂注宜溫宮溫經止不可用

溫柔可服歸芪平血湯

當歸　黃芪　蒲黃半生半炒　生附　桂心　熟艾

白朮　地榆炒黑　黃芩炒黑　炙甘草　川芎

補血崩勞甚危險倦弱者必有頭眩目暗冷汗四肢厥逆然經行已止五六日忽然暴來崩此必前經行之時多風冷所來餘血阻滯血海故令暴來下流此大補血氣加一二服暴以止之再用一二辛溫之藥以散瘀之則補者自補行者自行雖倦質素弱之人不至危殆芎參歸朮以補氣阿膠以補血蒲黃地榆皆黑以止血炮薑桂艾溫經散寒炙草和中益氣二崩下自止止後更加熟地山藥茯白芍遠志去苓榆再服也

經水不消絕而絕方論第四十一

經行過後忽崩

金匱云：天癸之數盡，則絕經。云衝脈衰，天癸絕，地道不通，故形壞而無子也。蓋四十左右先兆斷絕，非血虛即血滯，不可作血枯血閉治之。血虛者大調經丸，血滯者延胡索散。

大調經丸

製香附三兩 當歸身（姜汁）炒三兩 川芎一兩 白芍二兩（酒炒） 生地四兩（酒煮）
白朮（姜汁拌）炒二兩 人參二兩 烏藥一兩 肉桂半兩 山藥三兩
丹參一兩 川斷一兩 蜜丸

延胡索散

延胡 當歸 川芎 赤芍 生地 丹參 紅花
香附 烏藥 蘄艾 砂仁 生蒲黃

補按婦人年未五十經血不當絕而先絕診其脈寸兩尺濇而細者血虛也兩尺俱沉澀而滑者風冷之客于衝任血滯不行也血虛者外症必肌瘦面黃飲食減少血滯者外症必少腹時時微痛胸脇滿悶調經丸參术山藥補氣四物川芎當歸補血氣易行氣閉鬱桂元肉之延胡索散延胡紅花去滯血氣易順三焦壯氣氣行則血不滯藥亦通利周身血脈以四物補血而有經血早絕而身無病者其體必氣有餘血不足胃氣足故無病至五十年老必有崩敗之患

經水不當絕而絕

經水過期後來方論第四十二

合婦人七七則天癸絕今過期後來甚有絕而不絕也此乃血有餘與血來甚如崩敗者是氣虛不能攝血服補血之藥血來少而點滴六七日不止者必有滯血留于經絡是以下來即止不須服藥過用猛劑反足以害宜服調經湯

當歸　川芎　蒲黃半生半炒　香附　赤芍　生地　丹皮
青皮　川斷　麥冬　生甘草　有滯血去丹皮麥冬加紅花艾

補經婦人有七七之後對乎云天癸應絕而經來乖正人素肥且體高形長此是血有餘無燥然

亦有稟質素弱多産多病而天癸當絶不絶村婦不知對醫惟云病血服干診脈既而窺知氣天癸雖絶猶有滯血積而不行今當調和故復來也此前方加紅花青皮血自止蓋前方四物以補肝脾血丹參麥冬以涼心血蒲黃炒黑以止血以歸行周身經絡以通滯血香附陳皮順三焦結氣氣行則血不滯再加紅花活血青皮制肝氣止腹痛故血暫來而仍止也

師尼寡婦出家女經閉方論第四十三

經水過期仍來

金氏男子三十而娶女子二十而嫁男子二八已

精通女子二七而天癸至經通至三十二十者此時血氣充盛陰陽和合交媾受孕故有子也若師尼寡婦失偶室女長年不嫁精者過度所願不遂則經血閉而不通且有誤行之臨後于皮膚注于關節流于經絡滲于臟腑積之堅癥而至遲輕微治宜清肝大疏肝氣調性情和營衛經血自來不然無有不致重病以殞身命者宜服龍膽清肝散

龍膽草 柴胡 丹皮 山梔 黃芩 知母 川連 紅花

連翹 赤芍 生地 當歸 川芎 烏藥 青皮

補天地間惟陰陽二氣而已天秉陽地秉陰乾成男坤成女以行萬物生長皆陰陽爲之也凡羽毛鱗介以及草木蠛蠓之細無不含情蠢動胎卵濕化孕育生長而師尼寡婦室女有遲至二十又八猶未出嫁情之所感萬物皆然而獨此數種人失男女之樂無悻房之欲亦一痛心事也積想過度不遂所求委而白淫積而敗血經水斷絕變症雜起甚火熾委神魂飛揚（肝至）者不可謀補（正）血不可還通（正）經惟情疏肝之氣調（正）性情和（正）營衛使肝火（下至）妄行而心清神定則經血自能通矣甚

師尼寡室經閉

方龍膽草以清肝火為君，黑山梔、青皮疏肝氣為臣，黃芩、連翹和陰清上中下三焦伏火為佐，而四物湯加紅花、赤芍和血行血為肝家之要藥也。

室女年過二十天癸閉方論第四十

全書女子七歲腎氣盛，二七而天癸至，任脈盛，月事以時下，年已三七，天癸閉而不通，甚至心肝脾三經虛極，更外症咳嗽，肌熱，五心煩熱，盜汗，骨蒸，目陷面黃，胸膈滿悶，妨不食，咳嗽，寒熱往來，或夢與鬼交，善怒，時時干嘔，慢用通經傷血之藥，死不治。治法清心和肝，補脾開胃，庶可保全。第一宜服鱉甲等經丸

鱉甲童膏各　當歸各　川芎各　赤芍各　白芍各　生地各　砂仁拌熟地各　麥冬各　白朮各　茯神各　杏仁各　丹皮各　阿膠各　白薇各　玉竹各　紅花各　用龍眼肉　青蒿　蓮子去心　煮爛三味合前藥末再少共搗如泥合煉蜜為丸白湯大踏每服空心送下三錢

補按：室女經閉久，則減飲食不消，此係衝任脈衰。心主血，肝藏血，脾生血，憂思鬱則傷心，惱怒則傷肝，勞役則傷脾。心傷則神志失守，肝傷則陰火妄動，脾傷則飲食減少。衝任二經，脈之海，三經々血虧損水虧々氣日衰，衰則經血何由而生，所

室女經閉

謂之六脈絕道不通，今三交已絕，不死而何？丢方
四物補血，合生紅赤芍通經行血，膠麥玉丹阿膠
鱉甲滋陰退火，神麥安心定神，琥珀則鎮怯，白
朮補脾開胃，皆心肝脾三經要藥，非平涼大寒
也。輕重者，種湯偽夢遺也。
補註：室女年過二十經閉不之病，病之由者三：或先天不足，
精血不足；或自幼多病，稟質虛羸；或思慕無窮，慾
心不遂。先天不足，則血氣衰耗，津液枯竭；多病則
營衛失調，血氣不充，甚以遲至；積聚不通，則愁大妄
動，情燥腸胃，甚經血枯閉而不通也。先天不足者，八
味丸、十珍丸；多病者，歸脾湯、補中湯；積聚致病者

加味逍遙散　柴胡清肝散均用之前二症藥餌可治後一症遂其所求勿藥有喜

經行吐衄方論第四十五

金匱云衄何以胃病也如經主脈由風熱客之則吐衄或紅或紫或紫黑而黑則危經行則血虛血虛則生內熱加于風邪客熱未虛而入聚于胃肺此吐衄之所由來也治法疏風清熱涼血不可辛溫之藥宜犀角連翹飲

犀角　連翹　丹皮　生地　赤芍　荊芥　黃芩　白芷

前胡　枳殼　赤芍　桔梗　薄荷　甘草

補按傷寒吐衄紫色乃胃敗熱證（下早則邪熱未盡入胃吐衄　下遲則邪熱留胃中亦吐衄）

經行發斑

經行吐衄雖屬血虛不可概補恐邪熱因補愈熾宜

疎風清熱涼血則咽喉之毒自解而陰中伏火自消是方荊芥薄荷蒡以疎風犀角丹地芩芍清熱涼血加前胡桔梗枳殼理氣甚善而生痘也入紅花者佐丹皮赤芍以行血以盡瘀血解也

經行出痘疹之方論第百四十六

余按經血行忽出痘此因血虛外感時行而出也痘本胃經毒火發至各有心肝脾肺四經然異兒出痘或傳染或發熱或冒風寒誤之易感于出疹之婦女合者非精血充足經行如來痘賴血以濡之氣以煦之自始至終全賴血氣充實然後毒從漿解若以收功血虛則毒盛不能成漿成痂清熱二三分不能壓當合五朝七朝九朝十一朝死生反掌臨證宜參幼科主治

總宜和血養陰今産後出痘和救

補本于臟者出痘在腑者乃疹也痘由内而至所慮者毒到胃陷疹自外而入于内所苦者喉痛聲嘶古人云痘宜温補疹宜清凉痘疹將出一虛證過半月而死可立决疹症肺金受虧證在成人終不免于咽喉腫痛牙床齒齦之患况經行之後陰血受傷已極恐宜參幼科主治總以清肺經去風熱爲要産後出痧大同小異

錯經妄行方論第四十七

全者婦人素有血虛内熱今經行時風熱外來血爲熱迫則錯經妄行或吐或衄治宜先清心火次和氣血則陰血自循經而不妄行矣宜凉血散

經行衄症　錯經妄行

犀角一 生地二 知母（酒炒）一 丹皮二 荆芥穗 黄芩（酒炒）一

秦艽一 赤芍一 甘草八分 生枳殼一 竹葉十片

補按婦人血虛必有伏火，火伏則生內熱，加以經行則陰益虛，又風熱外來，內則居表裡，外則風熱交攻，以致經錯妄行，或吐或衄，所謂血不循經而反上逆也。是方犀角生地涼血為君，黃芩知母梔子丹皮赤芍分消三焦火為臣，荆芥秦艽去風熱為佐，竹葉生甘草引熱下行為使也。

乳子經斷不必服藥方論第四十八

金匱經云：心與小腸二經之血，上為乳汁，下為月經。乳子則經血已為乳汁，月水自止而不來。有血氣壯盛脾胃健旺，或數月或半載，經血仍通，便能受孕氣血虚者踰一年經水方通，此亦婦人之常，蓋其体素弱，胃納不多，乳則清淡不稠，經水久于不至，反生別病。

可服和榮丸

四物 四君子 合名曰四象 加香附 烏葯 艾

補按：心與小腸之血，既虚則不能乳汁，究之乳源非止二經之血也，每日所進水穀之精華，和調五臟，灑陳六腑，皆能上輸于胃乳房，乳房所屬胃經，胃為水穀之海，諸經之脈以所統為長也。富家貴室生子，則雇乳母，未及一二月，經即復來，合即受孕，年年生子，亦無足怪，自乳子者，蓋脾胃足旺，血氣之充滿，未及半週，經血即至，血盛故也。蓋貧家素多病，係質素弱，飲食減少，脾胃虚弱不多生血，乳汁雖有清而不稠，又且乳少，致嬰兒不能而帶宜大補氣血，則子母俱安。甚者八珍補氣血，和營衛，加香附以開鬱行氣，熟艾以溫經調中，土旺則胃強，乳汁日多，母子俱無恙矣。

經閉或癥瘕積聚方論第四十九

今者血滯經閉，不必癥瘕，分為癥八瘕五積六聚之名，但診其脈沉遲浮滑，虛實屬陰陽，屬臟屬腑，屬血或塊，其塊或硬或軟，痛與不痛，或暫時作痛，或痛之不止者，其病在何處胸脇腰腸大小腹及痛之上下左右，可隨症用藥，立五方于後。

第一方　治婦人虛之血閉

人參二錢　白朮土炒一錢　肉桂一錢　吳茱萸一錢　當歸薑汁炒二錢

延胡索一錢　熟艾一錢　熟地八分砂仁酒炙　香附醋製一錢　烏藥一錢

川芎一钱 白芍醋炒四分 干姜炮黑一钱 红花一钱

第二方 治血气壮实者风冷入经络衝任二脉以致血闭

三棱醋炒一钱 莪术醋炒一钱 红花一钱 肉桂一钱 桃仁去皮一钱

干姜炮一钱 人参一钱 当归酒炒一钱 熟地姜汁煮一钱 白术姜汁炒一钱

吴萸一钱 乾漆炒烟尽五分 香附四製四分

第三方 治腹盛血滞

半夏川連汁炒一钱 茯苓一钱 陳皮八分 甘草八分 枳壳醋炒一钱 生地一钱

降陽天南星川連汁炒一钱 蘇子炒研一钱 白术姜汁炒一钱 苍术泔浸過再用川連汁炒八分

当归姜汁炒一钱 红花八分 香附醋炒研五分

第四方 治寒结血闭

瘕積聚

川連吴萸汁炒五分 吴茱萸川連汁炒五分 生地炒一錢 丹皮三錢 赤芍二錢

黄芩酒炒錢半 歸尾三錢 川芎錢 紅花錢 丹參二錢

香附醋炒人參煮爛研如泥三錢

第五方　治氣鬱血滯

香附醋浸同炒四錢 神麯炒黄二錢 川芎錢半 蒼术泔浸錢

桃仁去皮研錢 山栀錢 當歸錢 生地錢 紅花二錢

青皮二錢 小茴香二錢 只殼錢 蘇木三錢

補按七癥八瘕五積六聚與夫痃癖痞塊方書所載形類各異治法不同初学視之茫然無據且分门各種立方甚繁究無當于祖工之萬一蓋

按脈之虛實浮沉遲數滑濇即知陰陽盛府察其受病之來至而胸膈中而腰脇下而大小腹皮膚之上下左右即知其受病之淺深其理隱深而難明其證甚繁而當見浮者陽也府也沉者陰也藏也沉而遲者裡寒也沉而數者熱結也滑者痰暑寒痰血也沉而濇者氣鬱也猶濇血虛而經閉也沉遲而緊者沉寒痼冷也浮而數左關弦者風熱脾也沉而數且滑者痛不休也浮而數右關弦者胃氣之衰者木剋土也係虛外受風冷宜之溫以致經閉血滯補虛十之七宣滯十之三係實外受風冷宜之溫以致經閉血滯通經十之七補血十之三熱結者清其火則經自通痰結者通其痰則經脈包之氣機鬱者

痰疲

調其氣開其鬱則經血自隨氣以流通而無阻閉之
患胸脇有塊作痛滯在上焦胃腸有塊作痛滯在
中焦臍之上下左右及少腹有塊作痛滯在下焦左脅
肝積右脅肺積上於心之積當少腹於腎之積當臍
於脾之積或隱于肓膈募原之或寓大腸胃經隧或
盤踞于臍門子戶則絕孕不育總之辨虛實以定補
瀉審浮沉以知陰陽究其或風冷或寒經或痰或氣之
以分內傷外感皆可統于全書中前所論五方神而明
之酌而用之隨症加減更詢其胃氣何如二便清白病
之新久人之肥瘦面色枯潤青黑黃白與其孕娩之
順逆志樂形苦形樂志苦者詳細查于脈中則瞭然
于指下立方用藥自無不盡善矣

補第一方論

按婦人本體素弱，更風冷有傷衝任，致經血澀滯，或攪時時作痛，面色㿠白，鼻間及唇四白俱現青色，脈沉遲者，用此。人參、黃芪補土為君，四物養血為臣，肉桂、干姜、吳萸去寒，紅花、延胡通經，酒艾溫經為佐，附、烏藥順氣為佐，通沉遲之脈。痛在下部，面青白色，則胃氣肝血少（陽明之脈上榮於面，肝主青，見本臟色）。

補第二方論

按婦人未免恣性縱情，貪食生冷，不避風寒，以致寒氣客于衝任，經血得寒則滯，滯久則成塊，隨氣隨降，隨氣而痛，有定處。陰主靜而不移，脈沉甚寒，為是本情而

積聚

有力宜用此方三稜莪荗紅花干漆去瘀通經而君肉桂干姜吳茱萸溫通之閉滯結而臣歸芪養血參朮補氣而佐也脈沉實知瘀在下部滑而有力則非虛矣

補第三十方論

按婦人稟素怯弱加以恣食肥甘油膩厚味釀聚溼則生痰凡腸胃經絡以及皮裏膜外無處不有頑痰阻塞子宮而任血海則經閉而不行治法以清痰化痰而先宣行血通經之藥則痰化而經自通蓋人身之病皆起于風生于痰結于氣風者百病之長痰者百病之根氣者百病之樞機也氣滯則風與痰與血俱滯氣行則風與痰與血俱行是方以二陳加荊

星枳殼蘇子豁痰爲君以蒼白术燥痰健脾香附通行一身行氣去滯破痰之菓白爲臣澤瀉利水行痰焊地紅花行血潤經爲佐脾運則經不聚濕去則痰不生而經隨以通矣

補第四方論

按婦人血少陰虛熱結于內火上迫肺心氣不得下通則胞脈閉胞脈閉則經水先絕蓋血少之固澁而不行血少熱而結而不通也閉之結閉經萬從熱結經閉難食以肺爲五藏之長統一身之氣氣先受火尅絕腎水生化之源故也是方以黄連吳茱萸爲君吳茱萸肝經之氣分藥也性燥熱而能引熱下行與黄連則一寒一熱直入厥陰清肝火臨肝氣配于香附通行三

其閉而鬱即所以解氣矣地四物湯生地赤芍則補血之中有破血滌血在焉故蒼芩上中下三焦之火皆降而紅花丹參則行經瘀也

補剪五方論

古人制越鞠丸以治六鬱合經閉因乎氣鬱氣滯而不行故血亦滯而不行也鬱者通之故以香附治氣鬱爲君神曲治食鬱蒼朮治濕鬱梔子治火鬱桃仁紅花蘇子丹皮治血鬱川芎治痰鬱除前藥分治諸鬱總以治氣鬱爲主氣不鬱則血不鬱而經自行矣四物中用赤芍生地補血兼中有破血也按木鬱則達之火鬱則發之水鬱則泄之土鬱則奪之金鬱則宣之婦人善怒多鬱肝氣鬱而不舒

故也所氣不歸外藏則經與大肉偏則食與疲無
不背矣血隨氣以升降上下安有不經閉乎

室女經來復斷方論第五十

全方室女天癸已至復止不來此係先天精血
不足或十歲左右身病衝任衰弱氣血未充
故來而復斷也不必用通經藥須治腎滋養
陰血補脾和胃則經血自盈而下矣宜服大
補二天膏作丸亦可

熟地 丹皮 山茱萸 黃耆 白朮 人參 雲苓
澤瀉 山藥 遠志肉 當歸 白芍 茯神 龍眼肉

室女經來復斷

補按先天腎也後天脾矣腎主水所受五臟六腑之精氣少則腎藏虛脾主土所進水穀之精氣少則脾藏虛腎虛則子盜母氣以自安而肺益虧脾虛則肝木來乘以尅制脾土而脾益弱木無所畏金無所資先後二天俱不足是以任脈雖通衝脈未盛氣血不能充滿故二七之期天癸不至而所致也是方用山茱萸杞子地骨皮山藥茯苓澤瀉以補腎水即六味丸遺意也用黃耆當歸白芍白朮茯神遠志棗仁龍眼肉以補脾土即歸脾脾而治法也先天不足則補腎以益先天之陰後天不足

則補脾以生陰血，氣血充足，則月事自以時下矣。

室女經閉兼乾嗽夜熱盜汗等證方論第五十一

金書：室女二七天癸應至，過期而不至，是血枯經閉，兼有乾嗽夜熱盜汗等證，則已經閉成癆，最難治。此非瘀滯經閉，經血不通，因精血虛衰，血無源至，故斷而不來，宜用補陰再造丸。

敗龜板（諸多入腎） 知母（入胃） 秦艽（入膽入肝） 常枸杞（入肝） 丹皮 生梔（上三味清骨火）

當歸 川芎 白芍 熟地（上四物補血） 生地（涼血） 天冬 麥門冬

川貝 阿膠（上四味入肺兼潤肺） 黃芪 白朮 人參（上三味補肺氣退虛熱止盜汗）

作丸加甘草去熟二地

室女經閉

補按室女經閉年逾二十經血不至本是死症然亦有資性下愚身形矮小或童年多疾斷至尪羸氣血衰耗因而至此居室經尚未至今已血枯經閉又兼乾嗽夜熱盜汗等症不死何待夫乾嗽則肺金之氣虛血少夜熱則腎水虧陰不足盜汗則肺氣衰不能固腠理司開闔是陰陽兩俱衰金水二藏先絶矣乾嗽久則必有咯血肺癰胸堂痞滿並痛等症夜熱甚則必有面黃肌瘦口苦咽乾等症盜汗多則必有心氣不足怔忡健忘等症是方專以補陰為主龜板阿膠知母白芍二冬二地

皆滋腎肝之上品，所謂天一同源也。黃耆、人參、白朮以補脾氣，當歸、川芎以補營血，柴胡、丹皮、梔子以至肝血而清之，貝母以止乾嗽，秦艽一味專升肝入肝經以散鬱，胃中生發之氣自不可少。

血崩方論第五十二

全書婦人血崩當辨虛實。實者清熱涼血兼補血榮，虛者升而補陰兼涼血榮，宜服黑蒲黃散。

蒲黃炒黑　阿膠炒　當歸　川芎　白芍炒　熟地　生地炒
丹皮　荊芥炒黑　地榆炒黑　香附醋炒　棕灰　血餘末

血崩

補按血崩者如山之崩言勢暴下而不止也崩與漏不同崩勢急漏勢緩崩則成塊漏則點滴崩在一時漏或延久同一血崩症有虛寒者有虛實熱者有因怒動肝火而崩者有因勞役過度而崩者有血虛下陷不能攝血而崩者有瘀血久留胞內而忽然崩者有陰熱和來者有風熱相搏者有瘦延羸瘦而卒然暴崩者有大小新產後忽然崩下者有合房太久致傷胞絡而崩者有之之後中年老婦忽然崩下者當審所因而治之

按血崩症雖有內傷外感總以內經陰虛陽搏為

主而更究其要。病〻因因内傷者十〻七八，因外感者十〻二三，更有内傷外感兼者十〻四五。經文所謂陰者尺脉也，陽者寸脉也，所謂陰虛者腎水虧也，陽搏者心火亢也。水虧火旺，水不能制火，心火獨亢，迫血下行而陡暴崩也。然有血去之多，有陰虛之別，有患心肝脾肺四臟之異，有外感風寒之邪之殊，有瘀血痰積停滯之不同，有老少強弱肥人瘦人之迥別。今選本方主加減于後。

實熱者，脈洪數而實且滑，證屬有餘，本方去當歸、熟地，加知母（鹽水拌炒）、黃芩（炒黑）、川連（薑汁拌炒），以抑其補。

血崩

血虧附火燥咳嗽症宜補宜助則愈燥故加知母（清下焦熱）黃芩（清上焦熱）黃連（清中焦熱）以清之

虛之甚者脈沉遲而濇兩尺細而弱不足本方去丹皮生地換熟地加人參白朮茯苓炙草恐成過服涼藥致生內寒之成脾氣虛寒之甚者必加桂附以引血歸經

因怒動肝火左關弦洪右尺數本方去熟地當歸加柴胡丹皮黑梔子甚者加龍膽草

因脾氣鬱結血不歸經右關沉數而濇左關浮而略滑本方去荊芥熟地加柴胡黑梔子甘草

因衝動血者左寸沉而濇右尺細伏本方去荊芥川芎生地加茯神遠志麦冬棗仁

因悲哀太過心系急以致血崩者右寸沉微而遲左寸數滑本方去熟地荊芥加桔梗石蓮肉天冬麦冬

因勞役過度者右関沉而微左関弦數手足倦怠少氣本方去荊芥加参蒼术草

因酒房下陷者左右寸微而濇短氣不思食再溢濇前陰後陰俱痛本方去地榆荊芥丹皮生地加参术炙草茯苓廣皮半夏加鬱金可服此而益胃肺

血崩

有瘀血者兩尺沉而實滑而有力血來腹痛本方去白芍生熟地阿膠加赤芍五靈脂（炒令烟盡）紅花蒲黃（半生半炒）血止腹不痛此臣驗也

因濕生者脾虛濕聚濕生熱熱則引血妄行兩尺沉數而細本方去芍藥生熟地少加黃柏配茯苓澤瀉蒲黃（炒）黑加地（炒焦）如不愈可服升陽除濕湯

因風生者搏引火而致血崩若兩尺大（居相）左關浮數本方去熟地芍藥加生地荊芥防風秦艽

因瘦延蔓過胸膈清氣不升濁氣不降血不

脾陽虛道致血崩者右關滑右寸沉濇本方
去熟地芎歸加二陳沉香枳殼
因房勞太久損傷經絡致血崩者兩尺微數
絕本方去川芎荊芥加杜仲川斷
因大小新產後元血虛總下床勞動太早致血
崩者兩尺沉微無力左寸微而濇或見芤脈本
方去荊榆丹附加四君子黃芪山藥
有七七數終五十以外忽血崩不止者兩尺浮洪而數
飲食不進大便或溏不可涼藥治止本方去荊
芥川芎加四君子升麻黃芪炮姜 孀婦及經血來

血崩

至亡之正者不可例此

血分水分方論第五十三 血分水分二症亦由經水不調故并入調經門

全于經水先斷而後受腫名曰血分先浮腫而後經水斷者名曰水分血分難治乃瘀血化水散入周身盡皆浮腫小便不通急調其經則水自消水分易治乃脾虛不能制水血與水散于皮膚腸胃之間受及浮腫小水不通經水斷絕但利其小則經仍至血分宜苑桃仁丸水分可服葶藶豬苓丸

苑桃二仁丸 治血分先經斷後受腫

桃仁 導血治水腫　郁李仁 通經　黑丑 散結氣　紅花 行血通經　當歸 和血
茯苓皮 行水除淫濕溢　甘遂 通行十二經水　桑白皮 行水瀉肺氣　芫花 行周身水腫
川芎 理血　當歸 和血　赤芍 破血　生地 涼血 上四味調經　米仁 利水消腫　香附 通行
三味上錢二

茅根豬苓散　治水分先浮腫後經斷
茯苓 利水　豬苓 利水　白朮 健脾利水　蒼朮 燥脾去水　澤瀉 利水
瞿麥 利水　車前子 利水　川芎　當歸　赤芍　生地 上四味調經

補按：婦人血分水分二症，皆由土虛不能制水，而土之虛皆由外感六淫，內傷七情，以致氣壅塞，血滯血分病，氣壅塞經絡，血不運行，瘀血流入四肢，惡化

血分補案

而水氣而浮腫誤作水治殊失病機宜用辛溫解散之藥以調其經佐以行水消腫經通則脹自已良方桃仁丸藥味太猛恐非虛人所宜矣方桃仁二味而居一以通經一以利水甘遂芫花苓皮桑皮米仁皆佐桃仁以行水消腫黑丑紅花香附皆佐桃仁以破滯血散結氣四物以和血調經虛人服之亦無損也水分者土虛不制水水溢四支而後腫滿以致經水斷絕小便不通宜作水腫治不可誤用通經峻厲之藥宜以滲水利濕之劑先消其腫水去則經行自矣

前以二术、二苓、壯土制水，澤瀉、車前、瞿麥、葶藶以行水消腫。水去則四支、皮膚、經絡、腸胃之間悉皆通利，經血仍循故道而復至矣。苟誤用通經藥，則水無由泄，更加溢飲浮延，傳積交搏，反有腫脹喘急之病，漸至不救。凡治病須顧名思義。病名血分，是病在血也，不治血而治水則誤矣；病名水分，是病在水也，不治水而治血則迷矣。況血可化為水，水不能化為血。水分一症，須與水腫、水脹參求主治，不宜泥於調經門中類推也。

血分水分

水分一症固屬土虛不能制水若血分症亦本土虛何故曰有外感有內傷則脾胃虛損但脾生不足之氣氣血乖違失其運行之常氣壅血滯則經血不能循其隧道溢入四支悉化爲水脾所以化水者由于土虛有所以侮之也故二症皆本之土虛而不可易之正論矣土能制水今土虛水反得以侮土故四支浮腫如土在雨中則爲泥得烈日照之則仍爲燥土矣

秘蘭全書調經卷一終

秘蘭全書調經卷一終

安胎門　表之二

婦人十二經血當妊娠十月每一經各養胎一月惟心與小腸手少陰手太陽二經之血不主養胎已產則爲乳汁未孕則爲月經一二月足厥陰肝乙木足少陽膽甲木三四月手厥陰心包絡丁火手少陽三焦丙火五六月足太陰脾己土足陽明胃戊土七八月手太陰肺辛金手陽明大腸庚金九十月足太陽膀胱壬水足少陰腎癸水何經血虛則何月當小產惟預養其經血庶無小產之患

安胎門

前論陰癰雖不發但以清熱凉血為主更何經針刺藥逼血熱則妄行觸動有因怒引肝火者有因天行風熱者有因憂鬱生脾火致脾不統生血者有因房事太多致相火上炎者有因好食炙煿辛辣之物以致胎氣受傷者古人用四物以養血用芩术以清熱安胎識甚效也

前論清熱凉血條安胎秘訣但有脾胃兩虧陰血不足以致胎元受損或久病虛勞病中受孕飲食減少肌肉消瘦無血養胎腹中時時不安或向多小產連年生子產多則血枯

合多則精竭不能誕彌厥月以致半難艱不計月分大小消以峻補氣血爲主按月安胎圖吾家先世秘傳自有不易良方載于秘蘭全書之內然而內因則喜怒憂思悲恐驚外因則風寒暑濕燥火更有飲食內傷勞倦內傷且膏粱藜藿貧富不同安逸辛勤貴賤亦異形苦志苦形樂志樂形苦志樂形樂志苦種種不一臨證者此時必須詳問切四診俱全脈證方藥小心大膽無巧不臻有害必大則臨中之工巧矣

安胎

按婦人種子在臍下三寸臍之上則太陰之野者陰不生物也丹田之下纂骨之上交厥陰厥者盡也陰毛骨際宗筋之盡處也丹經謂男女之合月窟天根者書云鳥獸孳尾人物之生其理一也

男女交合原係水火水火寄于命門腰脊兩腎中間非脂非膜所謂小心也人身止一水而心火肝火脾火肺火命門火以並參一水則水安得不虧乎傳云陽道常饒陰道常乏故安胎以養陰血涼血為不易之論惟氣虛

者用參茸以補之

十經之血以養十月之胎甲乙木丙丁火戊己土庚辛金壬癸水以次而生互行傳徧而後胎元始成以至肝火主血爲一身之主宰而小腸則受納包裹胎二經之血不以養胎

安胎主方

淨歸身酒洗　川芎錢　白芍三錢酒炒　熟地錢　杜仲錢鹽水炒

川斷錢　白术土炒　黃芩錢炒　砂仁錢

因怒動肝火致胎不安前方去川芎加柴胡生地麥冬山藥丹斛甚或動血虛痛喉痿加阿膠烏梅天花粉

蘇梗

因天行風熱口渴咽干表熱無汗致胎不安前
方去熟地白朮加荊芥葛根嫩竹生地薄荷
韭菜藿香加米面白膩厚加天花粉川連
翻生甘草
因夏熱傷胃胃虛不能生血致胎不安前方
加嫩竹去參黃芪倍白朮炙甘草二分
因失意悲哀傷中心思意促神氣失守怔忡
驚悸面色青赤無定之胎動不安前方加茯神
天冬麥冬生地石蓮子棗仁甚則加人參
去川芎

因好食炙煿肥甘，胃火傳脾，火聚下焦，致胎不安。前方去白朮、熟地，加生地、麦冬、前胡、新會皮、竹茹。

因火病虛勞，肝腎兩虧，病中受孕，無血養胎，母則飲食減少，肌肉消瘦，漸漸干咳，夜熱少睡者，名帶子勞。前方加人參、黃芪、茯苓、甘草、五味子、麦冬，合四物、四君、生脈三方并治之。

因冬月嚴寒，不慎起居，寒邪犯胃，心腹絞痛，以致胎動不安。前方去芎藥、麦冬，加木香、廣皮、香附；甚則加黑姜、草菓。桂、附、良姜切不可用。

安胎

因坐卧或汗出當風頭項強痛周身燒熱三四日
不退胎氣不安似類傷寒前方去熟术加荆防
秦艽甚則加羌活　麻黄桂枝亦不可用
因夏月酷暑辛坐或冒心煩身熱身汗胎動
上攻冲心前方去芎熟加香薷扁豆麦冬
黄芩厚朴甘草甚則加川連　不可用六一散
因露雨連日坐卧受濕頭重體痛四肢少力致
胎下墜不安甚則腰以下及跗腫前方加蒼术
黄柏澤瀉苓皮　不可用半夏杏仁防己
因食停胸膈吐酸噯氣甚則胃脘痛而受爽

舌苔白轉黄色惡食與妊娠惡阻症小同大異
以前方安胎飲去生术熟芎苓加厚朴廣皮山
查神麯穀芽甚則加枳殼 不可用只實大黄兵部
因体虛脾氣不運經血滯于中下二焦遂有飲
食内傷致成痢症或赤或白或如豆汁裏急
後重日夜三五十次胎氣不安或上升或下墜或
腰酸腹痛前方熟地换生地配于葛解肌先
服兩劑後以前方加木香黄連厚朴扁荳不食
者加石蓮御庫米烏梅荷葉
因脾胃虛〻加以暑〻犯胃要食生冷致成常

安胎

下有積無盡後重方用香苓丸加木香、蔻仁、
厚朴、草菓、陳皮、當歸身俱炒、姜炒、大棗、薑
因久痢不已完穀不化胎動如欲墮狀方用加
參、术、炙草、木香、大棗、蓮肉以上胎前滯下俱可用枳殼大黃檳榔等禁
因背負過度跌傷筋骨如婦人有孕攀梯
摘菓持籃擔壓于中有婦人種秧屈水腰
背損傷跌胎動下血方用少加木香倍當歸
白术、黃芩、益母草等並酒入前藥服藥後飲醇
酒一盃不可用紅花烏藥亂作
因過勞思心慮一時昏冒神不守舍手足厥

逆或半噤不語百看痰涎襲上逆或痫症前方去川芎加茯神枣仁鈎白蜜當知的是痰症或言語不倫加胆星辰砂各少（不可用天麻木通半夏甘桑致胎不安）因飲食不節清氣不和干中焦又傷霍亂嘔惡上吐下瀉数無冷汗胎气不安前方去川芎黄芩熟地加藿香茯苓广皮砂仁草蔻生姜吐甚加烏梅同症再服又味白术散因外感风邪内傷肝脾体质虚羸卒然吐血衄血便血妄行不止以致胎動不安見血前方去芎歸（一味辛温故不可用）加麦冬天冬知母元参生地倍黄芩蘆根

安胎

便血加黑地榆

因血分有伏火或直腸氣不和外受風熱所以未過多騎驢攘爬太過臟血淋漓晝夜呻吟以致胎動不安宜用清熱凉血之藥前方加荊芥連翹冬花生甘草服三四劑後前方加黄芪生地生甘草久自平復不可用合潞子丸重劑藥內有水銀蛇床能傷胎氣也

因孕虛感邪肺經受風邪所侵初起頭疼鼻塞身重咳嗽過表則虛不表則風邪留于肺分漸入經絡入臟腑者嘶于嗽氣急不能伏枕精神漸且困敝久不能墜必至不起治此先于養

方加紫菀、荆芥，去白朮、熟地，以解肌發汗，便加桑皮、橘紅、款冬，清肺止嗽。三四劑後，去紫菀、荆芥、原方去川芎，加麥冬、百合、山藥、元參、橘紅、款冬。如嗽不止，再入貝母、阿膠、[illegible]，仍合保肺膏早晚調服。總于安胎為主，而清肺止嗽藥佐之，不可傷胎氣之。如初起泥于安胎之說，竟服參芪朮熟甘味之藥，則風邪內錮；泥竟于發表之說，過用麻黄、羌活辛散之藥，則胎元受傷。神而明之，存乎人矣。

家傳安胎保肺膏

妙[illegible]

歸芍　生地　熟地　天冬　麥冬　百合　貝母　茯苓
山藥　白朮　黃芩　杜仲　川斷　阿膠　龜膠　款冬花
梨汁

因体虛受孕因多經血皆聚養胎所以胃虛損陰虛生熱斷減骨蒸日則飲食減少食不知味夜則少寐覓時口燥咽干夢中神思昏亂且貧賤之家少蔘耆充腸無五味以養五臟食少則胃虛胃虛則脾弱血從何生腎主骨爲水臟骨蒸則腎水竭可知矣治法以前方安胎主方去川芎加人參阿膠麥冬山藥棗仁青蒿草自然汁　生地蒸用人乳粉　柿霜合蓮子粉

白糯米粉白蜜合餅任意啖之（祖傳名五白餅以五味皆色白也）

因体質素弱有孕憂勞傷脾盛怒傷肝重食肥甘炙煿膏粱厚味等毒以致腸胃生瘡或肩背之上亦生腫毒治法先解毒一二劑佐以歸芍生地甘草黃芩杜仲川斷以安胎此症十有九死更當調養性情方妥

妊娠出痘大多氣血虛者多毒盛者少重其時行因而出痘毒盛者涼血解肌配以安胎但芎藥白术二味一燥一斂痘家所忌自見點出齊行漿回合落痂小心調理胎不傷則痘自愈

安胎

亦有毒不解則不能化血為膿變黑陷腎印痧
不治其元氣血兩虛者前方加參芪藥如角刺蟬
蛻亦不可害見患後毒方行異保元湯冬底甘草五味
異功散皆可酌用總以安胎為主而佐以痘藥
痘治藥也
妊娠見疹與痘不同痘乃心肝脾肺四經之分
而己本則由于腎父母之胎毒淫火所成也疹為
瘄子為太陰肺經外見皮毛為腑不為臟清氣
風熱使肺不受邪則無目赤牙疳聲啞等症
治法前方去白朮熟地芍藥加荊芥紫蘇葉

大力連翹清肺金風熱佐黄芩生地以安胎忌
食辛甘之物用藥所宜
妊娠之傷寒之症宜遵仲景六經主治如麻黄
桂枝法雖未及嘔瀉之藥嘔之症斟酌至于頭痛
脊強憎寒壯熱表邪未解譫語舌黄身衣
撲床裡實宜下經曰有故無殞亦無殞也若
一意安胎當汗不汗當下不下内外交攻臨邪盛
燒胎終不安而傷多難保全望者無服桂枝懸
可也
妊娠之畜血症亦隨仲景法方主治以安胎爲佐

以都縣東垣云婦人妊娠或蓄血於胃痛在者妄施攻殺母子俱無損衣賁四物湯下之此方載東垣十書之中達者自能了然矣

按月安胎門

全書妊娠一月足厥陰肝經養胎勿多食辛屬厥陰肝經肝木肝主筋及血不可針灸其經如胎動不安宜補胎湯以益肝氣

參 耆 朮 草 甲 芎 芍 地熟 香附 陳皮

阿膠 杜仲 川斷 烏梅 黃芪

補妊娠一月名始胚形如露珠又精女血自交

婦始藩生機甚微，如草初生易于摧折。母
嘗母怒以傷經血，此方四君配黃芪以益上元，四
物以養血，杜斷以固腎，陳皮、香附和中寬腸
開胃，烏梅、升麻引經，皆所以補胎也。
今姙娠三月，足少陽膽經養胎，勿妨觸百節。
膽主精，膽虛則驚怖。此經在足小指本節後
附骨上一寸陷中，不可針灸此經，以傷經血養胎
動不安，宜艾葉湯以益精。

艾　參　芪　朮　草　芎　歸　芍白　地熟　黃芪　阿膠
陳皮　香附　前胡　杜仲　烏梅　生薑

補妊娠二月名始膏形如桃花此時胎始結
如火寄乎膽如火動則血主妄行而胎不安宜
静息以安神絶嗜欲勿食辛辣姜椒炙煿之
物以傷經血可用前補胎湯加艾葉前胡白
芍芎川歸

金書妊娠三月要形手厥陰心包絡養之穴
在掌後橫紋不可針灸恐經以傷胎血宜静
坐清虛勿視邪物臍來隋疾垂手拱之救者
胎成三月也養胎胎動不安宜茯苓飲子以清心

艾葉 參 蒼术 甘草 芎 歸 陳皮 香附 黄芩
杜仲 大棗

妥月安胎

補按妊娠三月男女始分男則外腎具女則胞室成由下及上而具异形先正經云男女交媾女血先至男精後衝血開裹精則陰外陽內象坎而成男男精先至女血後衝精開裹血則陽外陰內象離而成女婦人素有疾血虛精憊陰弱成三月而胎形微弱又能纖動或少年血旺胃氣盛者甫三月則胎便動此時心包絡與養胎蓋手少陰心火君火也手厥陰心包絡相火也相火系戀火戀火引相火則血易動而妄行況此時胎形已分男女相忌交合淫念一動相火

未旺且使敗精瘀血凝結胞胎之外久則難產

妊孕婦惡阻一症皆在二月三月之內 此時胎始成藉母血以滋養而血之生全賴飲食之化足太陰脾專主生血血者水穀之精氣也若惡心阻食脾虛不能生血胎故不安凡一切補藥滯氣之劑酸寒之餞胃之品皆不可過用如參术茯苓芎芩之類恐聚痰停飲尚酌而用之受妊將百日各經之血奔注養胎而脾胃虛納水穀故先受病痰飲內聚胃氣不和故有惡阻之症

全書妊娠四月始受水精以成血脈手少陽三焦養之穴在小指本節後一寸不可針灸宜經以備胎血此時六腑始成全類安血以通耳目行經絡節靜形體和心志節飲食按脈左疾爲男右疾爲女若胎動不安宜調中湯以順三焦

芩 白芍 歸 地熟 參 苓 朮 草 陳皮 川芎 香附 砂仁 紫蘇 烏梅 大棗

補妊娠四月形象具形象具者外則手足耳目已成人形矣內則膽胃大小腸膀胱六腑

肆月安胎

漸次養備常見四月墮胎者血塊已三四寸
上分兩條似兩手下分兩條似兩足兩工有凹
突之象則耳目口鼻也此時手少陰三焦經血
養胎故當調和三焦無過飢無過飽無久
坐無久行無久臥益調中去至
至於妊娠五月始受精以成其氣足太陰脾經
養之穴在足內踝上三寸不可針灸其經以傷
胎血宜養氣以定五臟重手按脈不散但疾不
滑者五月也若胎不安宜當歸湯以益脾

芎歸　芍白　地黃　參　苓　术　草　麥冬　黃芩
川斷　黃芩　陳皮　香附　砂仁

補按妊娠五月筋骨成此時兒在腹中四肢始成必須筋以束之骨以堅之足太陰脾屬己土乃陰土也脾主四末故四肢手足將成之際運動養之氣益脾則無墮胎之患

全於妊娠六月胎受金精以成其筋足陽明胃經養之穴在太衝上二寸不可針灸其經以傷胎血虛胎動不安宜地黃湯以養胃

當歸 白芍 熟地 人參 茯苓 甘草 蒼朮 陳皮

香附 黃芪 麥冬 杜仲 黃芩 大棗

補按書要論云五月筋骨成五行分五臟六

按月養胎

月毛髮生六律定六腑此月足陽明胃養胎
胃戊土陽土也陽明主肌肉胃主口目六月兒在
腹中口目皆成月内毋令大飽以傷胃氣俗云
胎生毛髮毋易嘔惡是也故宜以理胃氣爲主
全書妊娠七月始受木精以成其骨手太陰肺
經養胎穴在手大指後白肉際中不可針灸其
經以傷胎血宜密腠理以保肺無號哭傷中
無呼喊傷氣無形寒飲冷以傷肺此月之脈按
之實大牢弦者生沉細者死若胎動不安宜
蔥白湯以養肺
芎 歸 芍白 地熟 參 术 草 陳皮 香附 五味子

麦冬 川斷 黃芩 紫蘇梗 紫菀 蔥白 黃芪

補按：七月遊其魂，兒能動左手；八月遊其魄，兒能動右手。肺所藏魂，故左手動；肺所藏魄，故右手動也。此月手太陰肺經養胎，肺主皮毛，司腠理，宜避風寒，和肺氣，蔥白須加五味、麦冬、紫蘊、紫菀，故用也。

今妊娠八月，始受土精以成膚革，手陽明大腸養之，不可針灸其經，以傷胎血。宜情心靜息，無使氣泄，無令大饑。此月脈息按之牢強緊者生，沉細者死。其胎動不安，宜芎藭酒以養血。

卷一 安胎

芎歸芍地熟 參 术 草 陳皮 香附 前胡
紫蘇 紫菀 黃芪 杜仲 黃芩
補授姙娠八月手陽明大腸主養胎血大腸主
九竅此時兒在腹中九竅皆成九竅者耳
二目二鼻二口一前後二陰也九竅皆以氣相通
肺主氣大腸爲肺之府無食腥臊辛燥之味以
致大腸少血并有泄瀉之患
金匱姙娠九月始受腎精以成毛髮足少陰
腎經足少陰之穴在足內踝後不可針灸此經以傷
胎血無多食甘甘能勝水無令腎經地經飲

緊水使不甚安寧，胎動不安，宜補腎而以益胃

菖蒲　熟地　參　苓　朮　草　蔻　陳皮　香附

杜仲　川斷　黃芩　麥冬　生薑　豬胃一付即膛子去油入藥

補。按妊娠九月，兒三轉身，或左或右或上或下，

動移無定，將生之兆也。胃是足陽明胃經，養

胎。胃主骨，又主脈絡，續續每月兒在腹中，

續續資成筋骨血脈，諸筋動搖，皆撐腹之

上下左右，按之頭目手足可利，無甚心煩，不安且

胎肥者無恨，不能多食，食已即脹，無過勞經行

走，以傷胎兒，胎在腹皮之下，腸胃之上，男腹如

按月安胎

全向内抱母也，女腹如箕，內外消母也。

余考妊娠十月，臟腑俱備，關節皆通，於時產。生足太陰膀胱養之，五月身脹久坐，孩胎氣垂墜逼下。但妊娠毋不能滿十月而生者，富貴之故，則肥甘美饌過于奉養，恣情淫慾，奉養之故，勞苦者抑鬱，損傷胎元，身受過怒，亦能墮胎。臨月未滿，胎不安者，宜芎䓖湯，以補血。

芎 歸 芍白 地熟 參 芪 朮 草 杜仲 川斷

黃芩 阿膠 香附 陳皮 木香 艾葉 五味子

補按足太陽膀胱壬水也足少陰腎癸水也按河圖天一生水地六成之洪範五行一水二火三木四金五土而十月養胎之血則先木次火次土次金終于壬癸之水者何也水于五位居貞居智于時爲冬于令爲藏兒于此時受毋五臟六腑之血充然有餘至此則周而復始彌月而生故終于壬癸也小兒受生由于父精母血精與血皆男女之天癸故水生木木生火火生土土生金金又生水如環無端生之不已五臟六腑百骸九竅流行充滿矣七八九月便

若非産後間有生長長而壯壯而老者無少
一月則一經經血虧一經血虧則胎元不足有不
羸隕夭亡者凡幾矣
木宜疏不宜升一月二月無多食辛大宜苦
不宜酸三月四月無多食鹹土宜甘不宜疏五
月六月無多食酸金宜升不宜苦七月八月無
多食苦水宜鹹不宜甘九月十月無多食甘此
和長之理

妊月安胎十方論解

余于妊月安胎十方余先始祖素菴公定

方因其臟腑隨其經絡按其月分段區別以安胎養血胎安則子安血旺則母安而無病此不易之理也但所定十方皆以補氣而兼順氣養血而兼涼血何也用參苓蒼术補氣藥也芎歸芍地杜續養血藥也以蘇陳皮砂仁則重順氣何耶蓋養胎者是則重涼血蓋氣順則不滯上下無壅塞通暢而參苓芪术得以奏功血涼則不妄行脈絡有潤洽之趣而芎歸芍地得以奏效務須自一月以至十月各一方方各隨經加減不因重溫暑異惟于補氣養血

[illegible]

茶中更宜順氣涼血之妙，因有用烏梅、蔥、艾、紫蘇、大腹、紫梗、紫菀、五味、麥冬隨時酌用，又何嘗執一哉。

按十方命名之義，皆隨十經主養胎血。一補胎而益肝也。二曰艾葉而益精也，但用烏梅形引，竹茹作破也。三四茯苓引子清心也，調中而順三焦也。清心者，清包絡之火；順三焦者，以手少陽爲三焦也。五六芍藥而益脾也，地黃陽緩胃也，胃主納，脾主出，土爲萬物之母，故從白朮或加蒼朮也。七八蔥白而益肺也，芎藭而養血也肺司皮毛主腠理故用葱白引加麥冬五味以清肺更用紫蘇紫菀桑皮以保肺大腸與肺金緣合故宜養血也九月猪腎補益腎也壬癸二經主養胎血肉係腎用猪腎益而同類相求之義也十月芎藭補中而此時兒在腹中已三月矣故用川芎與居使血分中有胎漬之養也此方有者隨經以補血養血以安胎也

全書安胎極月中方以第一方補胎飲為主而餘月則本此以加減耳參苓甘朮四君子湯也

後胎日方

加陳皮則五味異功散也歸芎熟地四物湯去川芎也加黄芪以輔四君加杜仲川斷以佐四物加阿膠以涼血補血加香附以行氣順氣加烏梅以入肝有君有臣有佐有使安胎之能事已過半矣

次艾葉湯加芎歸艾葉川芎生姜何也恐中焦聚腹故加芎歸恐血始凝而有滞故加以芎恐氣惡阻故加生姜恐胃藏虛空故加艾葉也

次茯苓飲子去芎藥熟地黄芪加黄芩大

者何也妊娠三月手厥陰心包絡主養胎
無心胞之血厚而易動況惡阻一症多在百日
左右脾胃等痰利水清心和脾以茯苓為君
佐以參朮健脾主以利水去痰再加陳附理中
焦以行氣和胃黃芩以涼血木炙以生肆附心
包之火清而痰也無停滯中脘之患矣白
芍酸收黃芪壅氣熟地泥膈故暫去之
次調中湯去茯苓加紫蘇砂仁何也方名調中
專以調和三焦上下諸氣但氣喜達不喜鬱
是方四君以補氣設用砂仁香附陳皮以達三焦之

吳台[illegible]方

氣氣滯而胎自安也
或問曰手少陽三焦亦屬相火所寓秉附砂仁以
安絡之而火金幾寓於陳皮以安升之而火
合皮乎答曰所謂絡之合幾升之合皮者
使氣之壯火也蓋生氣之少火有定位有本
宮況火由氣以升降氣調之則和升之則清性
氣盛絡壯之婦人多懷身孕則不宜耳
茯苓皮能滲溼然助附陳之絡故去之
次用神曲加黃芩麥冬何也曰方中四物加川
芎已去生固胃四君加黃芪以補氣培土佐以

附陳砂仁健脾運胃太陰之血日漸滋長胎固有長養矣然恐燥土太過則胎必熱再用芩麦引入手太陰經以滋腎水之源也

次地黃回加蒼朮何也曰蒼欲健胃進食然恐太過矣惟有溼盛泄瀉可和餘皆不宜

蒼朮性燥悍能平胃中敦阜或胃有停痰者飲千注妨胎亦宜製用

次蔥白回去蒼朮茯苓加蔥白紫蘇紫菀五味何也蓋肝手太陰肺經主養胎血故以八珍加減以固腠理加紫蘇紫菀以清肺邪

安胎十方

加附陳以理肺氣加麥冬五味以滋肺金遺其
引以入肺經而蒼朮茯苓泄太陰又泄脾既之
水反使子盜母氣也
次芍藥酒[illegible]麥冬五味葱白紫菀加紫於
蘇梗何也蓋手陽明大腸爲肺之合臟病則
腑亦病故用紫蘇既紫蘇陳皮以泄肺中
之邪未咳嗽則手太陰經不爲外感所傷而
手陽明一經證爲燥金從四物四君之滋潤
腑傳道得宜以大腸爲傳道之官也
肺有外邪邪成氣逆咳喘有礙于參耆芍藥

芩味則薄於紫蘇紫蘇換用之亦可不然亦傷肺之正氣矣

此猪腎內加黃芩因猪腎作引何也以腎補腎引諸藥併入足少陰經也其方四物以麥冬則補血四君以黃芪則補氣杜續以猪腎則直達腎經繫胞之處而黃芩輔麥冬滋天一生水之源附米佐陳皮有運氣固胎之妙妊婦在九月前後服此藥或七八劑或十餘劑自無難產之患以上方在諸方中最中正和平之品也

安胎十方

終篤宜補中湯加阿膠五味木香艾葉何也出月見在母腹中五臟俱全六府俱備外而九竅内而百骸無不具足惟存時而生耳有足月者有過月者有九月零數日者有云七日來復紀經血春養胎有七八日即以一月算然也常雖懷孕已足月必無因根虛滑石車前葵桂東服腹服之法蓋血氣充滿洋溢則臨卯易產母子無病否則勞傷氣血又虧則有好胎元必致橫生倒產或瀝漿三日或盤腸一晝一夜皆多艱難異見有不忍言

之于書者甚方四物四君補氣養血何用黄芪杜仲以舒心固衝氣保胎元而阿膠甚是則清肺涼血且于篇附之外又取杏仁以運氣于三焦使營衛不致壅塞經絡不致阻滯而胎食易壅甚即于來胎疲胎者近後之司命者審而用之無執一派而尚以例天下之婦人則幸矣

附論胎前六合湯二十方總論

婦人衝任二脉任主胞胎衝為血海二經脉盛則月事以時下而有子若風寒客于衝任則經血

胎前六合湯

虚少令經血閉不行或先後不能受脈故其說以
養血爲本而以清熱佐之熱則血行凉則無害
古人製四物湯以養血和芍芩朮丸以清熱
固調中虛之道古今遵守然外感亦隔固偏
飲食不和有七情五大種不一既爲經病則務
症皆另從證而安服反本也余閱方家傳秘簡
余治後先居子經驗之方已詳載養但治藏
所定交合湯以治脈前後之諸症皆以四物
爲君而以藥從症加入無才二味爲臣亦合
臣宗闕矣喜臣與其安相合備錄于後并

附杖解于產條之下是非比我驗如指掌矣
者無碍桂二枝證也

春寒六合湯　四物和麻黄　細辛

婦人妊娠頭痛身熱脈緊無汗緊而傷之
無汗而春寒故用四物安胎表春血而以麻黄
細辛發汗解表邪從汗出則胎安而病已但麻黄
性雖味辛專達皮毛能開腠理發功最捷細辛
通寒惡傷胎況一汗即止不可過劑也

春寒六合湯　四物加桂枝　地骨皮

婦人妊娠頭痛項強身熱惡寒脈浮自汗者

風自汗，乃表虛，表虛宜止汗，故用四物安胎養血，而以桂枝止汗，骨皮退熱，即仲景有汗用桂枝無汗用麻黄之意。但骨皮治有汗骨蒸，善能涼血，而桂枝陽輕浮上升，然味辛熱，有傷胎元，病愈即止，不可多用也。

升翹六合湯　四物加升麻連翹　升麻連翹與四物合名耳

婦人妊娠傷寒，下後過經不愈，溫毒發斑如錦紋，此陽毒留於手太陰經，故用四物以安胎養血，加升麻以解毒退斑，連翹以清熱涼血，但升麻和翹火熾太多，恐胎氣不安，工收且通用者

審之

蒼防六合湯　四物加防風　蒼朮

婦人妊娠偏受中風痙脹節煩痛身重脈浮脈浮爲風肢節者痛爲痙故用四物以養胎養血加防風以去風蒼朮以去痙但蒼朮性雄猛走恐傷胎血臨用者審之

蒼朮與白朮不同白朮辛甘苦能除胃虛蒼朮辛烈苦少

柴胡六合湯　四物加柴胡　黄芩

婦人妊娠傷寒胸脇滿痛脈弦爲肝胸脇煩

足厥陰經所過之分野，此邪在半表半裏症

屬少陽，故用四物以養肝養血，加柴胡以解表

黃芩以清裏，此方和解化熱，妊娠變症口苦咽

干，寒熱往來，脇滿，熱在喉間結核，口吐作痛

皆可用之

又黃芩六合湯　四物加大黃、桃仁

婦人妊娠傷寒，表症已罷，大便閉，小便赤，胸滿煩躁

脈數有力，熱不得解，宜太過四物以奪病，此故用四物安

胎養血，加大黃以去胃中邪熱，桃仁以行瘀，本

草云：大腸血閉，加桃仁同結，但大黃犯桃仁

俱入血分二味安姙娠所忌審知並胃實用之無害于胎所謂有故無殞亦無殞也稍有不合胎必墮矣本方熟地芎宜減半

人參六合湯 四物加人參五味子

婦人姙娠傷寒汗下後咳嗽不止有二一係汗後則手太陰肺虛一係下後則足太陰脾虛故咳嗽不止肺宜潤之一由於邪未解留于胸膈向邪在傷肺故令人咳嗽脈急細數久則傷胎必致半產漏血故用四物以安胎養血加人參以培元五味以斂肺但恐表清解邪留于胸中則人參五味又宜酌而

六合湯

朴實六合湯　四物加厚朴　枳實

婦人妊娠傷寒汗下後胸膈痞滿脈沉實有力此有餘滯未清用四物以安胎養血加厚朴以平胃氣枳實以蕩腸胃之積但枳實性沉降而不升能墮胎本草云枳實下痰有推墻倒壁之功據此可知矣

梔子六合湯　四物加梔子　黃芩

婦人妊娠傷寒汗下後不得眠脈虛數此因熱煩燥也煩屬心躁屬腎理宜清熱除煩用四物以安

胎衰血加梔子以引火屈曲下行黄芩以除內熱

則煩躁止而胎安矣按仲景治傷寒煩懊不得眠用梔子淡豆豉

石羔六合湯　四物加石羔　知母

婦人妊娠傷寒大渴而煩脈長而大煩渴陽明胃實

也脈長屬陽明太陽脈浮少陽脈弦故用四物安胎養

血加石羔以除胃熱知母以除煩渴知母性沉氣味苦

以補腎中真陰不足能除煩止渴配四物入血有除

陰涼血之功但石羔重墜下行非胃中有大熱者不

宜妄用以傷胎

茯苓六合湯　四物加茯苓　澤瀉

婦人妊娠偏下小水不利是太陽膀胱積熱也熱濕于内則胎血受傷用四物以養血安胎加茯澤以利小便茯苓淡滲直達膀胱澤瀉味鹹甚能潤下但二味能泄腎氣恐胎元不固漸有腰腹下墜之患用者審之

膠艾六合湯　四物加阿膠　艾葉

婦人妊娠傷下汗下後漏血不止損動胎氣心主血汗乃心之液汗止胎動不安宜大補陰血用四物加膠艾以補營血安胎元阿膠純陰驢皮黑入腎壯水配四物自然安胎而血止矣

汗多則心血失守脾生血下之太過則脾經真陰有損以致血漏不

附子六合湯　四物加附子　肉桂

婦人妊娠傷寒，四肢拘急，身冷惡寒，腹中痛，脈沉遲。經云沉數裏熱，沉遲裏寒，沉主下焦，遲主寒，故知為少陰經病也。其身冷腹痛俱為寒，故以四物以安胎養血，加附子肉桂以溫經散寒。但附子肉桂大辛大熱，能動胎，有胎者不可慎用，慎用則傷血墮胎，母子俱殞矣，戒之戒之。

大黃六合湯　四物加大黃　生地

婦人妊娠傷寒畜血，胎血宜養，畜血宜消。補血用藥無傷胎之患，故用四物以安胎養血，加

六合湯

大黃盪滌之，又以逐瘀，佐生地以破血，然非見之的者不可慎用。東垣十分方，婦人妊娠或畜血兼勞瘵，仁勿妄施。蓋前世子俱無頭大黃四物對下之。下者六味各等分也。東垣方取古中之聖劑，最為方極工巧之能，後學宜熟玩而審用之也。

陳素菴婦科補解 中

胎前雜症門卷之三

子淋　遺尿　尿血　腫滿

胎氣　腹中兒啼　生瘡　腸風下血

著　食　無故悲泣　不語

胎肥　心悸　喘急脇痛　瘧

皮膚干澁　急怒耳聾　牙痛出血　大頭瘟

癥痛　吐吮　兩胯腫痛　多汗

目赤腫痛　墜跌傷胎　悮食毒物毒藥傷胎

喉痺　吐酸　似妊非妊　腰痛

舌腫或痛　足痿　陰戶腫痛　肛門腫痛

五更泄瀉　不寐　乳自出　胸痞

頭眩目暈視物不明　水氣成臌　陰吹

傷濕　怒動胎血暴下　悲哀胎逆　憂鬱胎燥

胎瘦不長

胎前雜症門卷之三

前十方按月隨經養血安胎無外感無內傷無雜症無變病故以四物四君爲主而隨經主治爲安胎言之也至以外感六淫內傷七情或偏食停飲積痰畜血變生雜症致傷胎元則又因病立方但以安胎爲主而他症之藥十之二三荆氏爲本辨其爲標何者宜急何者宜緩因立胎前雜症門于後

妊娠惡阻方論第一

全書妊娠惡阻者惡心阻食也之陳良甫謂之子

惡阻

病巢氏謂之惡阻俗曰病兒蓋婦人素怯弱或受風寒或胃風取涼或中脘有宿痰受妊之後經血既閉飲食不搏元氣不宣通遂使肢体沉重頭目昏眩好食酸鹹多卧少起甚或憎寒壯熱心中憒悶嘔吐恍惚不能支持切不可作寒症治之但診六脈俱匀者乃妊娠脉也宜豁痰導水理氣養血則胎自安白术散主之

白术　砂仁　陳皮　人參　甘草　草蔻　茯苓　藿香

烏藥　香附　竹茹　前胡　川芎　白芍　當歸　姜　枣

補惡阻之症孕婦則皆有之元氣旺者輕撙食

嗜酸貪眠懶動自舒即止等症劇者惟以扶
亂四肢沉重惡聞肥甘甚或作嘔作吐全不思食
食惟思果品旬日之後服藥調理始緩其證
方四君以補之芎歸湯以養血加陳皮藿香以消
痰和中和胃竹茹等物以驅痰烏藥以理氣姜
棗和營衛生津液惟不思食者去烏藥竹茹
倍加白朮理脾湯　六君子湯　八味白朮散
理脾湯可去姜棗　六君子湯去半夏加葛根藿香
八味白朮散加乾葛

妊娠後遂不思飲食方論第二

後遂不思飲食

全方妊娠痰逆不思食者因水飲停結寒
而痰少不可害來必或痛好食嘔逆甚則傷
胎皆因胃氣不調風冷乘虛并痰飲留聚中
宮症比惡阻更重自受妊三月至九月皆有之
而惡阻者惟宜清痰溫胃則胎自安安胎飲主
之

四君　四物　陳皮　半夏　黃芩　前胡　大腹皮
砂仁　竹茹　姜　棗

補按惡阻一症自一月至三月男女分形之時
經血初閉胎氣未充母素怯弱且以痰飲風寒
客于上中二焦致嘔吐阻食此症全是痰積

有傷胃氣氣逆則痰自升痰聚胸膈飲食不能下咽故不思食或有終十月不食者遂致肌肉消瘦胎氣動不安產子亦瘦小身痰但痰痰本在脾脾土健旺則痰飲自消水穀之氣能生陰血而胎自安是方四君以壯脾土四物養血安胎陳砂順氣除逆竹茹蘇芥化痰麥冬生津和胃葛根能使引入胸脘但嬌腹皮寬腹腹脹臣性太陽性氣盛痰身体肥實喘者均用之

妊娠胎動不安方論第三

胎動不安

凡妊娠胎動不安，大抵衝任二經血虛，胎門子戶受胎不實也。然亦有飲酒過度、房事太多而胎動者，有登高上厕、風入陰戶、衝傷子室而胎動者，有因擊觸而胎動者，有暴怒傷肝胎動者，有用力過度傷筋胎動者，凡一切胎動之症，膠艾安胎飲主之。

阿膠 艾葉 黄芪 杜仲鹽水炒 人參 茯苓 熟地 川芎 當歸 白芍 葱白

補按：胎動不安，或左右，或上下，時時動致使孕婦心煩不安，四物佐以杜續，則補血固腎参术佐以黄芩，则补气健中。尤必加胶艾者，胶固并血，艾煖下焦，所以阴络血足，能调和经络。孕妇好饮酒者，湿热伤胎，宜加黄芩、葛根。或风伤胞门，宜加秦艽、防风。有因力伤筋骨，加以续断、杜仲。

妊娠下血方论第四

全书：妊娠忌下血，似月信至者，或孕妇血盛气衰，或劳力过度，风则经血妄动，风胜则生热，肝木动摇，不能藏血也。血盛者，壮人以体肥，身瘦劳伤于风，不可服补煖之剂

無盛宜涼血風邪傷營則于安胎藥中加祛風一二味蓋渠服發泄之劑則新血不生蘊血不下後日必有崩中暴注之變宜秦艽湯

止血安胎

秦艽 杜仲 川斷 艾葉 地榆 香附 陳皮 前胡

阿膠 防風 黃芪 白朮 黃芩 川芎 白芍 蔥白

補按衛主氣營主血營行脉中衛行脉外血屬陰風屬陽風傷營血則肝火動而魂不藏風主木搏陰血消爍則血下行而胎不安矣方秦艽防風川芎此皆風藥也秦艽益肝膽

四經血而脫去四物芎條列諸血藥大厥陰
參芩龍膽牛丹田防風通行十二經
加以地榆炒黑黃芩炒凉血安胎艾芍安胎養
血參术益氣二附陳行氣諸以芎歸引以凝白
上方之旨盡矣按血盛者不宜服此而以凉血
爲主先防芎歸四味不可遽用香附亦宜量加
宜加生地麥冬條芩白芍

妊娠漏胎方論第五

妊娠漏胎

今有妊娠經血不時而下名曰漏胎蓋衝任二
經氣虛則胞內泄不能制約經血故血不時

下也久則血虧胞瘦胎漸瘦而不長宜大補氣血因十二味安胎飲

當歸 熟地 白芍 黄芪 人參 茯神 白朮 杜仲 阿膠 棗仁 麥冬 甘草

補胎漏胎與下血不同或因久病氣血兩虧漸積所致或因男女色慾所致但妊娠全賴於經血以養胎漏而不已胎必受損母亦致病憂慮之所由生也其方氣血交補衝任以調四物去川芎四君去苓換神大有深意而茯神杜仲阿膠棗仁麥冬安神養心補

且安胎固脫助腎大有奇功

妊娠卒然下血方論第六

今有妊娠卒然下血與漏胎下血不同漏胎者或一月或半月血來點滴淋漓來不甚多且無痛楚卒然下血者血來甚多如崩如敗絮名血崩又名血海敗泉卒然暴下腰痛腹疼此因衝任氣虛或勞力惱怒衝發或飲食生冷觸冒風寒或寒暑不調以傷胃氣濕傷脾氣卒然橫動血來成塊精神昏耗咬牙噤口緊甚則必傷胎氣上逼下墜且可宜安胎飲

卒然下血

艾葉　川斷　杜仲　香附　牡蠣　黃芩　地榆　黃芪
川芎　當歸　白芍　熟地　人參　茯神　白朮

補此方論一条要注卒然二字卒然者孕婦不覺血來迅速非尋常漏胎比也此方四物加杜斷以大補陰血四君去草加茯附以大補元氣牡蠣以固脫地榆以涼血但血來勢必迅雷不及掩耳用藥如大將登壇不假卒伍小勇至于內傷飲食生冷外感風寒暑溼則必須保胎元稍安之後徐議加減　內傷加蒼朮益智仁　外感加葛根防風

吐加陳皮厚朴藿香　渴加茯苓扁豆澤瀉

妊娠因驚胎動方論第八

全方　妊娠腹中有孕已四五月或有大驚恐內傷心系驚入于肝恐入于腎肝腎氣虛胎動不安因有高處墜下損傷胞絡甚者血下不止視孕婦面赤舌青口無沫出者兒死母生唇舌俱青者子母俱死面青舌赤沫出者子活母死舌唇赤色而下血不止胞爛胎枯子亦必死如母驚跌仆胎動不安無下血者宜保命安胎飲

因驚胎動

砂仁　香附　陳皮　紫蘇　秦艽　川芎　當歸身

　黃芪　白术　杜仲　艾葉　酢芩　童便

補按：虧則氣逆，虧則心虛神不守舍，虧則肝風上升，檳砂附陳蘇皆所以順氣也，參术歸芎引以杜仲，佐以童便，皆可安心神定心氣而固腎安胎也。艽芎以平肝風，芩便涼血寧心，杜仲、艾葉則以益血補腎，虧退神安血不妄行，而胎可保矣。

全方：下血不止，前方去紫蘇、陳皮，加地榆、牡蠣。

如血下不止，腰痛異常，口噤昏沉，服試胎佛

手散

芎歸各五錢　酒半盞　童便一盞　急煎

灌下以探胎之死生

如胎死腹中孕婦神氣清爽飲食腹不脹滿

上證之不喘急服加味佛手散

川芎　當歸　赤芍　生地　紅花　白芷　陳皮　益母草

牛膝　肉桂　甘草　射香　蒲黃　童便　鹿角屑

補按胎死腹中外証則舌青腹脹氣喘內証

則兩尺脈沉濇牢甚微滑則易治稍緩則難

血脫脈浸溢兒膚腹脹不能出產門矣此

九死一生症也。應用姜桂和以紅花使引辛熱以下胎，和射氣以開竅，佐以白芷、蒲黃、赤芍、陳皮、枳殼，行血而芎歸母地更不宜便，所以救母命于垂危也。

妊娠胎上逼心方論第八

全書妊娠胎上逼心脹痛欲絕，名曰子懸。夫婦人有孕，起居有時，飲食有節，無勞力過怒，無憂思抑鬱，血氣調和，則胎安而臨月易產。若起居不時，飲食不節，勞怒憂抑而鬱，損傷血氣，則胎氣上攻心胸，脹動不安，臨

月之時亦頻難產宜紫蘇飲

紫蘇 白芍 陳皮 川芎 當歸 甘草 黃芪 大腹

白朮 烏藥 木香 香附 厚朴 黃芩 葱白 艾

補按妊娠胎氣上衝動而復安此正常也至于胎逼神明甚致脹急痛悶則危甚矣茲方專于脹痛而胎不安故用朮陳烏厚附腹紫蘇以清脹定痛而芎歸芍艾芪朮則所以安胎而兼補氣血也甘草以和胞之白芍而止痛葱白以開之合紫蘇而脹除一劑之後脹除痛定仍用四物四君杜斷益芩白中正不易

胎上逼心

之位
按心者君主之官神明出焉肺如華蓋以覆
蓋上心包絡則寄相火以承命于下胎位下
甚在厥陰分野何至上逼攻心上逼則脹痛
必然矣木香附朴等暫以去脹亦一時權宜之
術耳可過服則血愈燥而胎愈不安矣

妊娠誤服毒藥傷胎方論第九

今有妊娠誤服毒藥傷動胎氣者孕婦懵
然手指甲爪唇口俱青白面色黃黑或胎
上搶心悶絕血下不止冷汗自汗四肢厥冷

喘滿宜阿膠散

扁豆 甘草 黄芪 黄芩 丈 茯苓 當歸 芎 地熟
桑皮 阿膠 香附 陳皮 葛根 牡蠣 黑豆

補按毒藥者或因巴霜白黑丑朮大黄附桂金石房術毒味也毒藥性烈胎元受傷卒然而變憎寒肢厥毫毛振慄脈受傷也指介甲青肝受傷也唇口青白脾受傷也汗乃心液冷汗自汗心受傷也胎不安而搶心悶絶症甚危急是方參朮以補氣香陳以行氣四物以補血膠苓以涼血牡蠣以固腎

誤服毒藥傷胎

茯苓以安神黑豆甘草扁豆正所以解毒葛根入陽明代升麻亦以解毒而安胎也血下不止加地榆倍阿膠牡蠣如胎已死急用芎加味佛手散下之

又方黑小豆三合炒研以酒煎成入阿膠化下

妊娠心痛方論第十

全書妊娠心痛乃風寒痰飲客於心之經絡邪氣與正氣相搏而作也若真心痛旦發夕死夕發旦死指甲唇口俱青不安不甚者乃傷心支別絡而痛也或是寒鬱氣上或食積停滯

痛而不已損傷于臟則胎動不安久而不愈必致墮胎宜白术散

川芎 當歸 白芍 茯苓 白术 甘草 木香 廣皮 香附 烏藥 前胡 紫蘇 竹茹 延胡索

補按外感風寒停痰聚飲滯食怒氣瘀血皆能令人心痛心乃虛靈不爽一毫稍有犯之則煩而痛五臟六腑俱無所爭令痛不止則胎動不安飲食減少坐臥懊憹是方芎歸芍苓甘术以補氣血而固胎元附烏陳烏以行滯氣更可消食前茹以消痰飲延胡以行

心痛

血中滯氣，氣中滯血，凝蘊故外邪實胸去脹，或因風冷痰飲食積滯氣凝血攻心痛而胎不安者，並能治之。但烏藥太燥，延胡太峻，恐傷胎元，均不用之。　雷公云：心痛欲死，急覓元胡。如血虛心痛，以手按之而痛稍止者，不可服前方。

妊娠心腹痛方論第十一

全方：妊娠心及腹俱痛者，因宿冷在于上中二焦，或臟氣虛，新觸風冷之邪，正相搏，隨氣上下衝心則心痛，衝腹則腹痛，上下搏擊則心腹俱痛。痛傷胞絡，必致胎動不安。若用蘭等辛熱

三劑則痛雖止而脈已傷矣宜當歸芍藥散

當歸 白芍 川芎 茯苓 澤瀉 陳皮 砂仁 白朮

甘草 香附 各分 烏藥 紫蘇 蔥白

補按心爲一身之主邪犯作痛甚良可慮五臟六腑俱由之而不安甚以臍之左右上下爲大腹則爲太陰少腹則爲少陰厥陰其絡脈各追究在腹中此爲其身之所痛則腰背居也脈何由安甚方陳朮砂附烏藥香以腹上下之右冷害之蔥蘇蘇梗芎芍更能解達之邪歸芍白朮自能保護脈之微細嗔弱一味藥爲可解也

心腹痛

受孕者子宮也如子之宮室然初受孕時父精母血一點萌芽胚胎于此六七月兒漸長大胎漸上升至彌月則上通胃脘此時母亦心煩減食痛則形神變悴欲胎之安須予前方一二劑痛止仍用補氣養血之藥

妊娠中惡方論第十二

全書妊娠中惡者忽然心腹刺痛悶絶欲死謂之中惡言邪惡之氣卒中傷胎也此孕婦精神衰弱氣血不和故邪氣得以中之久則傷胎宜用御散

歸身 川芎 白芍 陳皮 木香 香附 烏藥 吳茱萸
砂仁 紫蘇 甘草 前胡 藿香 蔥白 生姜

補中惡者，尸氣、疫癘癘氣、冬月寒氣、山嵐瘴氣、死牛馬豬羊臭惡之氣、豬羊圈內積糞之氣，卒中于胃，皆能傷人，甚致嘔吐泄瀉，胎動不安，甚者昏悶欲死，口噤目直，冷汗如冰。如不吐不瀉而心腹刺痛，與干霍亂大似，甚至危篤耶。术芎以安脾固本，芎藭蔥姜以解表驅邪，附烏陳砂木香以順氣，理中甘草和中解毒。但茱萸大辛，且能泄瀉陰經之氣，不可輕用，或冬

中惡

月中空竅用可也

妊娠腰腹及背痛方論第十三

金匱妊娠腰腹痛上連肩背者腰主腎因勞傷損動風邪空竅乘之入腰則腰痛乘腹則腹痛上引則肩背相連而俱痛矣婦人腎以繫胞痛而不止則傷胎胎易墮宜通氣散

川芎 當歸 白芍 杜仲 阿膠 茴香 川斷 補骨脂

山藥 橘核 防風 獨活 甘草 蔥白 萆薢

補按經云腎者作強之官又曰腰者腎之府不能屈伸腎將憊矣勞役過度或房勞不節

則腰腎受傷所謂腎氣既傷爲脊下慄男
女一也至風冷乘虛入傷腰絡則脊虛無以繫
腰必致腰墮背上者腰背脈所經故亦引而
背痛甚方芎胡桃腰子安腰山茴杜斷破故固
腎萆薢枸杞除腎家風冷附陳達中十二甚之
氣自然腰痛除而腰安矣
又風冷傷于腰腎而作痛者萆薢黄氏枸杞故
紙用之合宜其草腎虛而腰痛者必菟絲枸杞
人參遠志沙苑蒺藜茯苓急合青丸大劑吞服
方免墮腰之患

腰痛及背痛

妊娠少腹痛方論第十四

金匱妊娠少腹痛者因胞絡宿有風冷後却受娠受娠之後則血不通冷與血相搏故令少腹痛也甚則胎動不安宜服歸艾飲孕後新觸風邪即痛痛則傷胎亦有是方蓋歸艾朮杜芎固胎烏木砂陳以觸遇冷氣之防蘇去風與前數症治法大同小異

當歸 川芎 艾葉 茯苓 白朮 白芍 杜仲 陳皮
烏附 木香 砂仁 烏藥 防風 紫蘇 甘草

補按婦人膀胱之上即少腹也衝任二脈皆

聚于此，血冷害之，妄行亦不孕。

妊娠心腹胀满方论第十五

全书：妊娠心腹胀满者，由腹中有风冷，遂气致令停饮，与妊娠重触冷，更动其气而干，故作胀也，宜服仓公下气汤。

归身　川芎　白芍　茯苓　白术　甘草　陈皮　厚朴
木香　香附　乌药　杜仲　腹皮　紫苏　前胡

补经云：浊气在上则生䐜胀，清气在下则生飧泄。经宜升清降浊，今腹中有冷气，重复冷饮，自令心腹胀满，胎胞动不安，腹胀不已，断

少腹痛　心腹胀满

且脾氣泄瀉而胃不思食矣蓋方腹陳木朴
烏藥以寬調陰陽蒼脾朮芍安胎益胃甘草
茯苓和中去濕蘇芳舒六腑之結氣也

妊娠咳嗽方論第十六

金者妊娠咳嗽因寒冒邪傷于肺經以致咳
嗽而系已也肺主氣外合皮毛腠理不密則寒邪
乘虛而入肺或晝甚夜安晝安夜甚或有痰或
無痰名曰子嗽久則傷胎宜紫菀湯

貝母　前胡　桑皮　紫菀　杏　甘草　黃芩　五味子
桔梗　麻黃　紫蘇　款花　知母　阿膠　陳皮　赤苓
如痰甚加馬兜鈴　款冬花

補按經云形寒飲冷則傷肺治肺而用苦寒
之品此本治也然寒凉之久不去積而至肺金衰也
素稟肺火復火致痿痿者肺葉焦而不舒
又久不治其嗽乾咳者咯出膿血不可治也
凡婦人服藥用參芪之劑宜兼養肺久嗽肺痿
保肺不可輕重則參芪收斂出口咳補之劑清
肺為嬌臟不可一日不清肺益肺麻
又宜蘇子沙參杏仁桑花清肺止嗽藥
宜保坤擇甘草利咽桔梗不令食止血來不者
無能為力也當本土培補土旺能生金何
也哉

膠生地天冬麥冬計人參炒米各在所重用
能育救陰液于枯竭盡汗來由也若先
胃弱初起或累飲用解表之藥不攝陽降
抑且損脈精和者又以安脈平至大補元氣
脾因蒼朮燥之甘溫之品脈之因血虛手經
絡涸手足毛而不濡出矣其根乃累積斷
退損人參不可輕服減少之際俗情說一段之說
氣血兩虧于後少痰盜汗不止時咳情瘵嗽
三法非前方所能治也言之固護胃氣而天冬五
味麥冬阿膠貝母不可離也若之辛溫固陽

歸全而人參白朮助其熱熟地必乘牛肉羊肉不
可謂氏乎溫而概畧其之不用也

妊娠吐血衄血方論第十九

全書妊娠吐血衄血者皆由平日憂思惱怒傷
于肝脾結于經絡久則氣逆以致經血妄行
口出曰吐鼻出曰衄必胸脘煩滿甚或喘急脈洪
上逆則難治宜以降斂以止血安胎

黃芩 歸芎 生地 熟地 河膠 前胡 甘草 天冬 麥冬
陳皮 黃芪 白朮 茯苓 刺薊 馬勃 綠茶

補古人云胎前見血母不活一必甚言經血也

吐血 衄血

不可傷也夫血以養胎胎藉血長一有滲漏胎元必傷妄行道甚至婦有損吐衄從口鼻而出血去極矣倩無源血胎焉可安昔憫憐芎二冬三地衍以清無參之熱可養血固胎辟苓荊薊馬勃專除血中之伏火黃芩术苓陳甘補脾以生陰之道徵媼以芎二芽撥土行宜慎之

妊娠子煩方論第十八

全書妊娠煩悶有四證有心中煩有胸中煩有虛煩有子煩皆由于熱也子煩者以四月受少陰君火氣以養精六月受少陽相火氣以養氣此

子煩

問 妊娠心煩悶者由妊將理失宜臟氣不足加之七情鬱傷以致心神悖而煩悶也如藏臟虛而熱乘于心則心煩聚于胸膈則胸中煩但煩熱不能寐則曰虛煩更有積痰留飲而嘔吐涎沫至心煩熱亦能使心中煩此四症煩熱皆能令胎不安可服麥冬散以除煩安胎

麥冬 竹葉 黃芩 柴胡 知母 芎 白芍 川斷 茯苓 白术 參 甘草 陳皮 黃連 防風 大棗

補 按仲景傷寒論有心中懊憹煩躁不能臥用梔子豉湯而懊憹即心煩也煩出于心心主火更加客

熱氣不之故煩躁出于腎腎水枯則津液不能上升而上達唇口喉舌俱燥蓋妊娠胎已四五月全賴血以養胎胎血分有伏火腸胃有邪熱則胎氣不自安而上行逼塞心胸遂致煩悶甚或煩極則神昏目閉不語者亦有之惟清熱涼血則煩悶自除苓連知芍竹葉皆以清熱除煩參苓术草以保護元氣元氣以斷大冬以固腎安胎徽娠方中紫蘇黄芩清營熱足矣防風川芎恐引火邪上行橫溢不可用也

妊娠躁煩面赤口乾方論第九

金書妊娠内外煩躁外則面赤口乾由蘊熱結于足太陰脾手少陰心經也足太陰脾經氣通于口手少陰心經氣通于舌藏府氣虛蘊熱不理陰血枯乾熱乘于心脾津液枯少故令心煩口乾也況煩由于心火ゝ盛躁由于腎水ゝ衰口為脾而弗滋血ゝ會消從此審求其病源如有前證而胎動不安宜服知母散

參 麥冬 黑梔子 紫胡 花粉 茯神 知母 葛根
芎 白术 淡竹葉 甘草 白芍 黄芩 川連炒

補按 前證雖有内熱專因心虛挾痰熱而煩悶也

躁煩面赤口乾

此症至面赤口乾則脾燥而元衰甚方人參黃耆退虛熱之上品也紫衣葛根解表熱梔子花粉黃連竹葉解暑熱麥冬知母白芍補陰養血白朮茯神佐以參耆以固元氣之安心神則內外血氣俱有清熱除煩之功矣

妊娠中風方論第二十

今於妊娠中風皆由四時八方不正之氣一名風常以太乙所居之鄉來者長養萬物不從其鄉來者名為虛賊風害萬物體虛人之氣血衰弱則風中之受病尤烈內經曰虛邪賊風避之有時

又曰邪之所湊正氣必虛也五藏俞皆在背藏府虛則邪從俞而入隨其所傷在何經絡在何藏府以至不早治則令隨墜胎宜防風散

防風 防己 當歸 秦艽 川芎 烏藥 甘草

羌活 獨活 藁本 杏仁 黃芩 白芍 前胡 川斷

菊花 天虫

補按中風一症男婦老少皆有之重者中藏輕者中府又次中經絡治婦人猶難於妊娠耳二防二活秦艽根皆治風藥也風必生痰故用黃芩白芍甘菊以涼之風必身瘦故用前胡杏仁天虫以豁

中風

之風盛則氣必喘急故用烏藥以順之甘草以緩之而用歸白术川斷配以川芎佐以黄芩白芍皆可安胎也但此方風藥太多風能勝濕且有防己獨活直達下焦恐傷胎氣用者審之

妊娠風痙方論第二十一

全書妊娠風痙者因體虛受邪已傷太陽經絡復遇風寒相搏發則口噤背僵名曰痙有汗曰柔痙無汗曰剛痙發則昏悶忽不識人須臾復醒良久又作此名風痙在孕婦名曰子癇亦名子冒甚者口吐涎沫角

弓反張之症尤重身後損脈氣葛根湯

葛根 羌活 柴胡 甘草 桔梗 茯神 杏仁 白朮 人參 陳皮 黄芩 竹瀝 防己 麻黄 天虫 升麻 白芍

補按此症與前中風病形相類但口噤昏悶僵仆不省人事至尤重耳蓋在產婦体肥氣虛之人往往有之故養血安胎之藥十居二三而祛風等藥之品十居六七前方用羌活秦艽此方去秦艽而于防葛桔梗之外又加升麻麻黄正以發汗則益助其發而氣元有塞矣

風痙

之患則痰梗于咽喉之上下有升而無降矣陳皮杏仁以利氣順氣竹瀝天虫以導痰清痰而參神麯朮苓芎甘草以補正氣養陰血而胎自安然麻黄太猛恐傷胎氣升麻上行恐助痰火酌用可也

又補妊娠子懸者胎氣虛而不安忽然上升搶心便覺昏悶或口噤不語俄頃即醒飲食如常不必用驅風豁痰之劑只宜涼血養正則胎自安

妊娠鬼胎方論第二十二

全書妊娠腹內鬼胎者由營衛虛損精神衰耗以致妖魅精氣感入臟腑狀如懷妊腹大如抱一甕按之無凹凸不動者是鬼胎也間下黑血或青水等物不可作安胎治之痛甚者宜

雄黃散

雄黃　鬼臼　川芎　秦艽　紫根　天虫　芫花根　巴戟　厚朴　步　班貓　甘草　吳茱萸　延胡索

補按天地絪緼萬物化生醇男女媾精萬物化生理之常也而乃有腹妊鬼胎者何哉由婦人精神衰耗正氣虛憊、或淫慾非其時交合非其地

鬼胎

狐魅妖怪等物之精氣亦能惑人入腹因而成胎戕害母命經血日積月長大如瓜瓠久久不治必致殞命世方皆破血利氣通竅逐瘀之藥而雄黄鬼血二味尤能却邪逐魅下後宜大補血氣不然其後必成癆瘵矣

又補前方作丸名雄血丸每丸如彈子大每服三丸清水空心吞下服後下出如馬尾如小蛇如卵如白膏薑汁此邪精鬼胎已消矣即服調養氣血之藥

余治一老嫗年已四十五六懷妊十月腹急痛

少頃穩婆至稍努力即下一物長三尺許闊約二尺腹中稍寬寬不覺氏大上有細白亮小泡千餘泡皆有一孔産于小木盆中孔孔內各有寸許蟲如蛇形在盆水中能游走自子至辰刻尚不能死産婦昏暈數次余用蒼朮煇茸熟地黑姜大補氣血連服七八劑始定詢之鄰婦云此婦老而漏産後數月夫即病歿其家業漸消乃知鬼胎出之不祥也

妊娠傷寒方論第二十三

全書 妊娠傷寒者乃冬時嚴寒之氣身體虛 傷寒

藏為寒所傷，即發于冬，名正傷寒。在九月霜降以後，二月春分以前。至春為溫，至夏為熱，至秋為瘧。其症雖則寒熱，咳嗽，鼻塞，聲重，重則頭疼體痛，後或時或壯熱，腰疼，四肢沉重，甚則譫語。宜于仲景傷寒論中六經傳變脈症，不參可服紫蘇散。

紫蘇 黃芩 升麻 知母 陳皮 前胡 白朮 雲苓
麥冬 貝母 甘草 蒼朮 川芎 荊芥 紫菀 葱白

補按：前方非治法。傷寒也，然傷寒宜依仲景所製於六經方論，或參用海藏六合湯合全方上方似乎安胎兼中有行肌清表紫蘇葱汁蒼芎皆解肌表之邪從汗而散蒼术太燥升麻上行恐引胎氣上逆當歸芩术養血安胎陳貝知麥順氣清熱乃標本交治策也寒之妊病有胃寒有傷寒有中寒胃者輕傷者重中者重之至矣寒之襲人由皮毛而入故汗可解入于陰則熱故必下下則所用之藥傷胎病去而胎自安經云有故無殞亦無殞也上古毒藥攻病有病則病受之無礙于胎元戎海藏六合湯有用羌防配四物有用枳實配四物有用大

黄芪四物外感除内傷去則汗下之法不惟無碍于胎而且有裨于胎矣惟臨症用藥神而明之耳

妊娠時氣方論第二十四

全書妊娠時氣者乃感于四時不正之氣也蓋春温夏熱秋凉冬寒四時正氣若春暖反冷夏熱反凉秋凉反煖則反和天時矣遠近傳染病皆相似俗云時氣病大都由于外感與六淫非若兵荒之後疫症殺人之列也日久不治亦能傷胎宜秦艽散

秦艽 紫蘇 前胡 葛根 紫菀 甘草 黄芩 白术
升麻 石膏 陳皮 桔梗 杏仁 生姜 葱白 豆豉

補按：時氣傳染，遠近老少病形相類，大約頭疼身熱，酸痛，感受于外邪也；惡心嘔吐，周身之懊惱，感受于內也；昏冒理運，頭重目暗，上吐下泻，感受于經也；未汗熱主心煩，脈虛，感受于暑也；胸口因傷飲食，心胸痞滿，兼傷之，病情相似，然疾遲，此先治其標，後治其本。其方紫蘇下，少佐秦艽、升、葛、黄、白，下佐杏、桔，入太陽膀胱利經清表，枳、桔、陳、蘇清膈快膈，前胡、石膏清六府腠

時氣

生白术配黄芩安胎聖藥所云先注採也服一二劑後身胃既清但以安胎為主

妊娠熱病方論第二十五

今方妊娠熱病者由于冬月觸冒寒氣不即發病藏于肌膚至夏即發壯熱頭疼面赤口乾晝夜煩燥甚致登高棄衣狂言忘語名曰熱病此乃寒氣藏于太陽經日久蘊積發為熱病妊娠得此身孜墮胎可服梔子五物湯

葛根　麦冬　知母　陳皮　山梔　紫梗　黄芩　白术

前胡　甘草　赤芍　香薷　石羔　升麻　葱白

補按此症非風濕生熱而然，亦非夏月暑胃所致，係由冬月傷于冷邪，以久蘊積漸漬浸淫臟府，至夏而發不可遏抑，以夏月本暑，以暑氣之感人至內外交攻，而向時冬月所積之冷邪悉盡變形熱而出矣。是方故用升麻、石羔以解積熱，紫蘇、葛根以解春熱，知梔以解裡熱，蒿草、赤苓以解暑熱，麥冬解心經之熱，前胡解痰飲之熱，木陳理胃安脾，蔥白引積熱。解則痛自已而脾自安，然後用滋血固胃之藥也。

熱病

妊娠熱病胎死方論第二十六

全書妊娠熱病胎死腹中者，母患熱病至六七日以後，病熱勢不解，臧府積熱熏炙至使胎難保，茲兒死胎冷，聚水黑脹，不能自出，服黑神散煖其胎，須臾自出。驗其舌青黑及胎上冷者，胎已死矣。亦有醫執安胎之餌補血藥多，清熱藥少，胎浸萎弱，不勝其熱，致兒死腹中者，尤宜臨症審治。

黑神散方

赤芍　桂心　歸尾　干姜　蒲黃　白芷　香附　蓽茇

黑豆　生地　陳皮　紅花　朴硝　鹿角屑　童便

補胎死症　又一有無論胎死腹中者有陰墮橫胎死者有臨產坐草太早或過遲致兒不能轉身致死腹中者然后指甲黑色指后胎冷如鐵居斷致胎大或上衝心胸產門緊澀難出此方干姜鹿角霜皆行血之品辛熱故也赤芍生蒲黃歸尾紅花白附陳皮皆破血行氣之藥白芷能排膿朴硝能爛胎鹹也縮砂能墜使胎下行且能行胎中之水而易出也

嘗見一婦悲哀胎前加以暴怒肝脾之火過勞于因追以時行瘟疫服田參黃飲胎已死

胎死

聲音而糙不和皮膚腠臘膨脹者墨目翻穩妥
握之方令死脈之棄無跂不救可不慎哉
平胃散補脂等分能令死脈之月加桂置立效

妊娠瘧疾方論第二十五

今者妊娠瘧疾者必非秋時受也經曰夏傷于
暑秋必痎瘧又曰夏暑汗不出者秋成風瘧蓋
暑為無形傷氣氣傷則腠理虛能令汗出多
汗不出乃暑邪乘虛入內也至秋則涼風襲于
外然暑客于內陰陽交爭成寒成熱一名曰瘧
因刻金縢祕經爾元秘之遺房瘧疾其症有寒多熱少熱多寒少有

寒熱各半有獨寒有獨熱有一日有間日有發漸晏有發漸早亦分三陰三陽六經主治但孕婦必安胎為主而清熱涼血佐之風則祛風暑則清暑寒則去寒痰則豁痰經則治經食則消食一切傷胎動血之藥皆當均用發于春者散其風發于夏者清其暑發于冬者溫其經至發于秋者乃正瘧也然氣血虛弱往來寒熱發止無時者此非瘧症專以參芪歸熟大補氣血為主可服驅邪散

青蒿　青皮　白朮　陳皮　茯苓　甘草　桃仁　前胡

瘧

柴胡 黄芩 人參 烏梅 麦冬 蒼术 藿香 川芎
白芍 草菓 大枣 青皮 當歸
補其方補正之藥多而方名驅邪者以養正
則以驅邪故也參苓术草陳乃異功散也參
芩柴甘小柴胡也加青皮以平肝白芍以和肝砂藿
蒼菓以壯脾溫胃薷麦清暑寧心芎柴清陵
烏梅生津歸芍養血氣血得補則正氣自復寒
去自平脉自安矣
或問治瘧之道如何曰清暑益元氣爲先又曰古人
治瘧方名多矣何清暑益氣足以該之答曰
經云夏傷于暑秋必痎瘧此瘧之所由生也

但清暑以治要病之原暑傷之氣益之氣以固衛則邪無所入而伏暑自退營衛調和陰陽不致交爭來且陽微則惡寒陰虛則發熱二句尚從反面說入至理須知陽微者陰盛也陰虛者陽亢也陽亢則陰衰故陰出而與陽爭則發熱陰盛則陽衰故陽入而與陰爭則惡寒先以清暑益氣爲主後辨其脈之浮沉滑數弦大浮弦者皆風也沉者寒也滑者痰也數者熱也大者虛也瘧脈多弦多滑久瘧則虛大而細數惟妊娠瘧脈不可以滑爲痰蓋胎

瘀血以衰，血聚不行，兩関尺自滑而有力，診時宜審察之。

或問：前方烏梅、木瓜、香薷、黃連，清暑之品，曰：此方全以四君為主以益氣，青陳以行氣，正以清暑益氣和合，雖夏季濕瘟襲，此方也。先人有言，全書中此方甚有真義。

或問：蒼朮雄悍，青皮辛烈，加以藿砂、草果辛溫之品，得無太燥損傷脾血乎？答曰：脾胃虛寒，或受時寒暑熱，少此數味，入參朮藥中則補脾開胃，中氣健旺，寒熱自平，以藥勝天氣，時行暑熱，或內

有嘔惡或吞時去身，少去蒼白术青皮可也

妊娠霍亂方論第二十八

今有妊娠霍亂，陰陽不和，清濁相干，或胃氣素虛，飲食過度，觸冒風寒，填塞上中二焦，以致揮霍撩亂，或吐或瀉，或吐瀉交作，胎氣上逼心胸，甚則目反上視，手足厥冷，汗不急治則傷胎，宜白术散。

人參 白术 陳皮 甘草 以上理胃 神曲 香薷 利水解暑 分理陰陽 厚朴 溫胃理中 藿香 溫中 烏藥 順氣 茯苓 豬苓 澤瀉 利水 蒼术 去濕止瀉 木瓜 霍亂 干葛 引入脾胃 竹茹 止煩渴嘔吐清胃火

補霍亂一症全由陰陽不和清濁相干所致而其原則本于胃虛胃戊土也陽明燥金也忌寒寒而又不可過燥大約厚朴藿香廣皮砂仁可以溫胃補中甚則木香草菓丁香黑薑白蔻散其久積之寒偏于生冷飲食則半夏山查神曲麥芽亦所不免然中病即已不可太過以助燥金耗散胃中津液致生痞滿噎膈之症至霍亂尤宜升清降濁利水滲溼分理陰陽妊娠患此于安胎四物方中去熟地恐泥膈去川芎恐引吐以溫胃和中爲主則胎安而

吐瀉自止矣。去方四君以固中，豬澤以利水，藿陳厚朴以和胃，蒼术烏藥檳榔理氣，木瓜恐有轉筋，黃芩引入血分，竹茹清胃，大止煩逆，米、葛亦佐行水，非清暑也。

吐者胃病也，瀉者脾病也，轉筋則肝木侮所不勝，手足厥逆，脾主四肢，吐瀉則脾虛而四肢不舉，冷汗出者，霍亂則營衛亦錯亂，而心液溢于毛孔，甚有生冷重傷，寒氣嗌塡，隔地道不通，欲吐不能吐，欲瀉不能瀉，唇青面黑，額汗如冰，名曰干霍亂，俗名絞腸痧，妊婦遇此，非安

胎所係動也急則治標法當分理陰陽緩則胎之因吐而上攻因瀉而下達恐有不能挽回之治

妊娠泄瀉方論第二十九

金方妊娠泄瀉者由胃有宿冷飲食不節或下焦虛寒命門火衰或冷食停飲留滯腸胃或脾土虛弱不能運化加以受風暑溼邪之使水道不通米穀不運清氣在下濁氣在上腸鳴腹痛泄瀉不止久則面黃肌肉消瘦食少胎氣不安宜人參白朮散

人參固正　白朮補脾　茯苓行水不滲胃氣　豬苓行水性太泄　澤瀉行水

蒼朮利濕性太猛 陳皮溫中化濕 甘草 砂仁煖丹田安胎溫中消食 蘇梗安胎
木香行氣散滯 香薷行水 厚朴溫中 或加肉菓佐木香以理氣而溫三焦

補按：世間一症，大約脾胃虛寒，而兼內傷飲食生冷。胃主納，脾主運，化糟粕，由命門大腸。水穀之精氣上為津液精髓，榮養百骸，其濁之清者為溺，濁之濁者為粕。一失所養，則膀胱不利，水道不通，水飲溢于大腸，而泄瀉作矣。有腹中雷鳴全似水瀉者，有清穀不化者，有似鶩溏水瀉不作痛者，寒與水也；痛後瀉者，必傷生冷也。久而不愈，或冒風寒，或傷飲食，變成赤白滯

泄瀉

下或瀉為脾泄或瀉為腎更胃瀉胎氣何能固
安是方四君補土以固本陳朴朱砂行氣溫中
二朮苓堅壯土豬澤香薷行水止瀉少加消
導之間以養血不致太陰脾土為萬物之母藏
病則腑亦病未有瀉而胃仍旺者有暴瀉有
久瀉暴瀉屬火者十之二三屬虛者十之七八若
內傷者十之六七久瀉則全屬虛也況妊娠之胎全
賴血養血者水穀之精也脾土受傷不能生血
養胎必有腰痠腹痛胎氣急墜之患初起一二
劑朴陳砂藿或可為溫中消食之助至于豬

脾以蒸行水太過則胃氣走泄胎元受傷矣宜
用參朮大劑助脾扶胃則胎自安蒼朮太燥白蔻
太溫性濇不可不察也

妊娠下痢赤白方論第三十

全方妊娠帶下赤白及黃水者自受孕之後各
經聚血養胎臟氣皆至胎氣所納脾胃弱而
易傷或恣食腥肥生冷停滯腸胃不能運化再
重風冷濕熱與宿食冷飲相搏故令心腹刺痛
或下膿血或赤白相雜內經云諸帶下皆屬大腸
氣虛冷熱不調客于腸間傷血則赤傷氣則
白痢

白之氣血俱傷赤白俱下邪并于大腸有血無糞則爲血痢努力欲便不得裏急後重亦有下黃水者則赤成膿血乃變爲赤白也宜阿膠散

人參 白朮 阿膠 當歸 川芎 茯苓 白芍 甘草 黃芩 以上補元氣涼血止痛安胎 砂仁 陳皮 理氣二 黃連 蒼朮 木香 行水 清熱 只殼 寬腸去積恐傷胎氣酌用 葛根 生津止渴入陽明經 肉蔻 訶子 此二味止大腸滑泄亦須審用

補按滯下一症要之暴晝夜數十餘次痛甚者易愈以症屬經熱也要之緩而晝夜僅十餘次或五六次痛不甚者難愈以經熱久蓄

于内脾胃受傷元氣衰憊故也飲食者易治不能食者難治全不進食者名噤口痢死不治況胎氣全賴氣血榮養若赤白雜下晝夜無度腹痛後重則氣血形虧便時努力元氣亦墜胎何以安故便時腹痛如刀割者腸熱甚盛也由此瀉變痢以便則痛稍止者虛内傷飲食也嘔惡腹痛者兼有風寒客于腸胃也下痢膿血如藍汁如凍臭汁紅血色雜者熱甚傷脾脾滅欲絕也進食吐食進飲吐飲邪在結于上焦胃虛不能納穀也治當安胎為

下痢

主而清經並去積滯涼血行氣量人虛實而用之並方參芪术以補元氣砂陳行滯氣芍歸養血膠芍涼血黃芩清大腸並佐白术以安脾甘草佐白芍而止腹痛黃連合黃芩大清經並枳殼寬腸去積蒼术燥經健脾久則大腸津液枯涸故用干葛以生津痢久則魄門必致虛脫故用訶子肉蔻以止泄

先哲有云養血則便膿自愈行氣則後重自除旨哉斯言也便膿則陰血已傷後重則元氣已陷非用養血行氣之藥滯下日甚脂溢

何安然而獨於膠芩固衛血安胎矣而行氣又非枳實檳榔青皮重墜之劑所能愈也通行三焦惟木香最宜故古人製香連丸以治痢傳因甚妙黃連清濕熱木香行滯氣加以參术芎歸大補氣血則安胎而痢痛漸愈矣況痢無止法方中訶子肉蔻二味辛熱而性斂澀必虛寒之症完穀不化漸致脫肛方可加用不然濕熱未清遽用止澀之藥未有不受其害也

下痢赤白脾病也脾受濕熱久而不治必成滯下經云損其脾者調其飲食適其寒溫香連檳

下痢

柳枳殼之款搽紀孕婦所宜中病即已如下痢
又頭痛項強惡寒發熱者宜用疏風解表之
藥非傷寒之太陽陽明合病自利之比也或下利
而心下痞滿大腹微脹者宜用消食去積之
藥若久病後下痢或已足月將產或新產後
忽然下利但宜養血涼血行氣理胃和中其
破血行氣之藥不可加用胎前致損胎元
或問孕婦患痢不逐積則病不除過於逐積則
胎必墮兩全之法最難于病之初起用藥緩
急先後之序何如答曰裡急後重之痢症所不能

免妊娠若者惟此耳晝夜十餘次必腹痛痛則便時必裡急後重不能禁忍不努力也初起厚朴青皮香附山查合榔芩芍甘各等連丸痛勢猛陽晝夜無度腹痛如刀割腸便下赤白點滴稠黏飲食不思危在須臾則檳榔枳實配四物如六合湯方倍加黃連或二三錢木香五六分大劑積盡痛止則胎自安所謂有故無殞亦無殞也倘或執安胎之古方以安妊娠無推痛之理則隆去不除痛勢日甚遷延大束手胎不能安胎墮而母命之嚴死不亦悲乎

全方無劑去肉果訶子加地榆信阿膠白芍茯苓白劑去黄連加艾葉木香信白朮砂仁廣皮黄水以行水滲溼運脾和中丸主去枳殼訶子肉果加茯苓少加澤瀉五分

妊娠大小便不通方論第三十一

全方妊娠二便不通由臟府氣實而生内熱熱結大腸則大便不通結于小腸幷入膀内則小便不利若熱結下焦併于二府則二便俱不利宜清火滲水以助腎不可過用滲利之藥有傷胎氣宜豬苓湯治小便不通

猪苓　茯苓　木通　甘草　滑石　蒲黄　川芎
白芍　熟地　百合　黄連　丹皮　紫蘇　香附　蔥白連根

枳殼散　治大便不通

枳殼　紫蘇　百合　香附　蔥根　黄連　甘草　杏仁
麻子仁　川芎　白芍　蒲黄　熟地

黄連猪苓湯　治二便不通

黄連　甘草　枳殼　木通　猪苓　杏仁　百合
紫蘇　香附　蔥根　川芎　白芍　蒲黄　熟地　滑石

論秘二便俱皆不通，男女患此，皆由積熱所致。婦人情性與男子異，善怒多鬱，肝脾之火

大小便不通

蘊結於中，木鬱則達，火鬱則發，發道而不通，則火不發，上而趨下，結於大小腸，大便閉有二三日或五六日者，廣腸直腸內底可容保穀升許。惟小便一晝夜不通，小腹脹痛不安，膀胱上口即小腸下口，直而不紆，去而不停故也。況妊娠受胎至八月，兒已長大，所容水穀不多，前二便閉結，勢必氣喘脹悶，胎氣上攻，故小便不通。則二苓、木通、滑石、甘草、黃連、百合，皆清熱利水之藥，合以四物養血，佐以陳附行氣。膀胱津液所藏，氣化則能出矣，所以蔥根通

寒之大便不通則枳殼蔞仁杏仁連草皆清熱
實腸閉燥開結利氣之藥合以四物養血佐以
陳附行氣引以葱根通竅之大小便俱不通則
以黃連甘草清熱瀉火爲君四物養血爲臣
以枳通豬滑杏仁和二便爲佐葱根通竅爲
引之服之不愈則小便不通用琥珀調五苓散大便
不通用麻仁服潤腸丸急則治標不得已之法也
按大腸者肺之合也小腸者心之合也肺有熱則
移于大腸心有熱則移于小腸之藏病則府亦病
理所然也然肺主氣心主血大腸者傳道之官

小腸者受盛之官膀胱者州都之官人身血分陰氣分陽自吸門至魄門皆氣之所統氣之熱則魄門爲熱所結而大便不通矣血熱則溺道爲熱所壅而小便不通矣治宜清上焦心肺之熱以治氣藏更用大小腸之熱以清氣府不然熱則積熱內蘊吸門不通則吸門因以不開而飲食不進少腹脹滿濁氣上逼脘不能安而病以變生不測矣

或曰北方黑色入通于腎開竅于二陰前陰者溺之所出後陰者糟粕傳道之所也腎水虧

則大便行大腸之澤可枯膀胱失氣化之常矣然則二便不通匪本皆由于腎水虧陰之不足也姙娠患此尤宜益腎水爲君稍佐清通滋潤之藥禁投重墜寬腸之品也

姙娠子淋方論第三十二

夫姙娠子淋與遺尿不同遺尿者小便自遺而不覺也子淋者便後點滴淋瀝不止也欲便則澀而不利似淋非淋已便則點點淋瀝由腎虛不能制水蓋膀胱有客熱故成此症姙婦名曰子淋遺尿全由腎虛不能制水經曰膀胱不約

子淋

五遺溺男女皆一也予淋乃係胃與膀胱虛熱故淋瀝不止水性趨下内熱阻塞溺道故便後時時淋出也但婦姙胎繫于腎淋久不止腎水虧損不勝五志之府水火不交出心神煩悶口燥咽干以致胎動不安宜安營散

麥冬　滑石　當歸　灯心　人參　赤茯　白芍　甘草梢
黃芩　知母　香附　木通　葛根　川芎

補按腎足少陰水藏也位于癸膀胱足太陽津液之府也位于壬腎主藏精而下司膀胱主行水而不藏腎虛則水無制如淫巳壞隄未至于決而時時滲漏膀胱與府先乾則能出有

虚熱則便數而不利，如山間出泉遇沙石壅塞，則滴水有聲而不能直下。此症名曰子淋，然要以審其源。况姙娠全頼腎水充足，方能係胞彌月。淋則腎氣泄失，胞繫于腎，則胞不安。腎之脉在舌下，淋久則口干咽燥，膀胱有虚熱而小便不利，則水火上交，君火亦因之而動，必致煩悶聽冒，甚方參歸芎芍麥知柏茯苓涼血安榮，以滋天一之源；滑通苓草灯心利水，清膀胱之熱；養血滋陰則腎不虚，利水清熱膀胱不爲虚熱所阻，加以香附行氣，則小便清利而淋自止矣。淋由于虚淋而數由于主究之主由于虛也小腸者受盛之官膀胱者州都之官三焦者決瀆之官主出而不藏而水之變原由于星宿故受病必本于腎虛也數而不利者時之欲便而氣不能行津液則淋治法先清其主後補其虛不可用參朮補氣之藥亦不得用升柴上行之劑

妊娠遺尿方論第三十三

全書妊娠遺尿者由腎虛不能統攝陰水甚以遺尿不知也或謂此症由于胎水盈滿非也胎水俗名胞漿將産或先破者有之尿甚

小便由小腸而出經曰水泉不止膀胱不藏也又欬論曰腎欬不已則膀胱受之膀胱欬狀欬而遺溺妊娠遺便者由于久欬所患則金水二藏俱虛宜白薇散

白薇 白芍 牡蠣 當歸 益智 陳皮 熟地 甘草

又附 黃芪 人參 甘草 白礬 桑螵蛸

補經遺尿男女腎虛皆有之妊娠八九月腎臟養胎者有此症尤宜補血滋腎加斂澀之藥以束陰氣以固胎元是方參芪以培元氣四物以養胎血桑螵蛸牡蠣益智固腎益精濇

遺尿

以止脘之義　白薇酸溫佐螵蛸而引陰氣
入内附陳甘草辛甘以佐參茯而引陽氣上
升白薇入心腎二經取水火相交之意也
桑螵蛸牡蠣味甘鹹皆能濇精固腎止夢遺
縮小便益智味辛熱亦能濇精固氣攝涎
唾縮小便何也乃能補心氣命門之不足故也
白薇味苦鹹治婦人傷中淋露方中調經
種子常用之更有縮泉丸益智烏藥山
藥等分治小便數又有白薇湯白薇當
歸各兩人參半兩甘草二錢五分治婦人血厥

俱効

妊娠尿血方論第三十四

全书妊娠尿血者由劳伤经络致生内热热乘血分血得热则流溢渗入脬内故令尿血也经云阳络伤则血外溢阴络伤则血内溢或痛或不痛或茎中热致胎不安宜五苓散

当归　川断　白芍　生地　熟地　阿胶　泽泻　枳壳

白术　茯苓　黄连　黄柏　川芎　甘草

按人之身十二经皆有血有少气少血者多气多血者有少气多血者有多气少血者又有积于

尿血

腸胃者有溢于經絡者有滲于皮裡膜
外者積于内則爲癥爲瘕爲痃爲癖溢
于外上則爲衄血爲吐血爲咳血爲咯血下
則爲腸風爲痔漏爲尿血爲便血便血
有先糞後糞之分在糞前者近而在下
也在糞後者遠而在上也若尿血則由于血
中伏火溢入脬内故小便非溺尿血也此症由
于富貴之家常服金石積熱傷陰所致
亦未可知當方四物養血安脾白术甘草牡丹
和中使血有更生之源脾生血統血生地阿膠凉血

安榮芩連黃柏瀉上中下三焦陰經之火，二苓澤瀉利水瀉膀胱之火，小水自清，尿血自止，胎亦自安矣。

按尿血有痛者，熱甚也；有不痛者，血虛腎憊也。已作寒熱者，血氣兩損，陰陽交爭也。不可誤作墮胎下血治。墮胎下血豈有猪苓澤瀉利水泄胃之理乎？

或曰：妊娠養胎以血爲主，今忽尿血，豈膀胱津液之所化，不能滲而反血乎？抑血溢入小腸而從小便出也？答曰：蓋血滲入小腸，未免澀而數

孕血淋之血淋尿血者便時似尋常無痛
之人欲小便狀及下則色赤如血究之則澀
也蓋血分之伏火與膀胱本經之火兩相迫而從
澀出性者痛有不痛亦不同也治法宜先清熱
涼血而後用滋陰固胃之藥以養胎元倘和
熱即用澀劑不審熱不清尿血不止胎元日以
衰弱而有并瘥之患矣方中四物术甘生地
阿膠涼血安胎之正法連梔苓瀉去清熱濕
大之佐治也

妊娠胎水腫滿方論第三十五

今有妊娠腫滿由婦人臟氣本弱怀妊則血氣兩虛脾土失養不能制水水散入四肢遂致腹脹手足面目俱腫小水閉濇名曰胎水皆由引飲過度經漬脾胃水氣泛溢上攻頭面中至胸腹以及手足膝脛無不浮腫水因漬胞兒未成形則胎多損至臨產兩足微腫名曰皺腳此因胞水太多滲入下焦膝脛以下三陰絡脈有要害水性潤下故也診脈必浮腹滿喘者是胎必壞宜胃苓湯

香附 陳皮 甘草 川芎 木瓜 茯苓 白术 黄芩
紫蘇 歸 白芍 腹皮 羌活 蒼术
陳 薑

按脈水腫滿緣由脾虛土衰水反侮土泛濫入于皮膚則爲浮腫水性流而不盈凡面目四肢胸腹腸胃之間無處不到膀胱小腸失其傳化之職甚至秘澀不通水漬于血血化爲水脈以愈偏如江河水決衝堤壞堰並支河小港無不暴漲甚症雖由脾虛土衰不能制水亦平日停飲聚經清陽不升以致此也是方宗朮茯燥溼利水溫胃健脾以壯土膏[illegible]苓參血和營以安脈附陳紫蘇以利氣腹皮行水除滿羌活風能勝溼能使周身關節疎

通使水無停蓄之所，蓋治病至不可已之時，經羌蒼腹皮雄悍泄氣，亦不可久用耳。

按本草，蒼术除溼逐水，消腫滿，比白术尤烈；腹皮下氣行水，治水腫脚氣，能泄肺胃之氣，性又純良，非安胎所宜，然土虛水浮之症，緩以備胎前用可也。

本方壯土制水，乃用蒼羌、紫蘇三藥以去風何也？土衰而濕淫，風能勝溼，溼去則土旺矣。且雨溼水皆陰類也，風陽也，陰霾霪霖之久，非大塊噫氣，何以逐之哉。

白术非佐以蒼术不能除溼茯苓非佐以腹皮不能行水去腫附米陳皮非佐以木香不能運氣通利三焦氣行則水就下固其性也

妊娠胎氣方論第三十六

今有妊娠三月孤足自脚面漸腫至腿膝行步艱辛以致胸膈喘悶飲食減少似水氣狀脚指間有黃水出者謂之子氣亦名胎腫此係素有風氣或衝任二經有血風未可妄投湯藥或多娩後腫漸退者果將產時脾胃大虛難以努力必有不測預服天仙藤散

天仙藤 香附 陳皮 甘草 烏藥 茯苓 白术
大腹皮 人參 紫蘇 當歸 杏仁 厚朴 白芍

補按：妊娠胎中腫滿，頭足偏身皆腫，此乃停飲聚經，脾虛不能制水之故。症自腳面腫至腿膝，並至左腰以下，乃氣滯下焦，非水症也。故前症名曰子水，此症名曰子氣。前症主于行水，兼用利氣消脹之藥；此症主于順氣，更加去風寬中之氣而健脾養血安胎，足後一退。頭面以上屬三陽，腿膝以下屬三陰。三陰經虛之經來虛寒，偏之衰少，不能運行至于下焦，且脾

胎氣

主四末土虚受淫則爲浮腫直銜任二經之血風風挾之淫漬于肌膚經曰地之濕氣感則害人皮肉筋脈又曰傷于風者上先受之傷于濕者下先受之左氏云風淫末疾肝木勝則乾脾土是其方四君補正氣歸芍養脾血附陳烏腹利氣消脹杏朴快膈温中天仙佐以紫蘇主治婦人血風之氣腫消之後宜用四物四君杜仲遠志山藥茯木瓜之屬以補氣血

姙娠腹中冤痛方論第三十七

全書妊娠腹內時似鐘鳴或兒腹中啼哭名曰子鳴由母体氣衰弱無血養胎前人執咸不可驚惶恐孕婦慌張症成癇疾兒要胎前五善區後宜補胎飲

當歸 川芎 黃連 白芍 熟地 人參 黃芪 白朮 黃芩 香附 陳皮 甘草

補按子鳴一症非怪異也人皆不知腹內兒啼殊可駭可知母血衰少不能養胎兒已長成吮血不足忽然啼叫人情饑則思食理之自然無足怪異孕婦驚惶血虛心悸神不守舍產後恐成癇症或兒腹中受驚驚氣入腹生下

腹中兒啼

百日内外手足搐搦口吐痰涎面青目直含
乳則吐便出糞青身攻不散甚方四物参苓無安
胎参茯术草大補元氣佐附陳行胸滯膈
閉少加苓連以清上中二焦虛熱氣血足胎自安
熱清則痓有痰悸而痰涎而攻上壅矣
按胎形如卵包兜周身兜之臍帶内係于胞胎
之内有小帶如乳長在小兒口中晝夜吮咂含食
母之血以成五臟六腑百骸九竅四肢皮肉毛髮
無不藉母血以長養蓋父精主骨母血成形乾
道成男坤道成女之氤氳化生二五妙合之至理

此方專主血虛，故以四物四君交補氣血，芩术安胎，連草河車滋血清熱，胎元自固，不必以兒啼腹中為可怪也。

或曰新產紫河車包，反覆檢視，血系盤結，內包皮紅胞，與兒相圍，係連合處，則臍帶也。但胞形上下左右完固，無身精血從何處？從臍灌注養胎，及兒長成，若曰全是一氣周流，故于無罅漏間隙，要偏能運行充滿，十經之血按月布養成，至彌月自然分娩，如天地氣化時行生物，不妨包在子宮上層，包膜間一線係牢繫，不隨墜所

以小産後先腰痠急痛此正是一綫連貫之
神機也同者鑒之
或有云兒啼不必服藥令母腰向下墜則血
蒂所入兒口中便不啼矣屢試屢驗

妊娠生癰方論第三十八

今有妊娠生癰或暴怒傷肝憂鬱傷脾或恣
食膏粱炙煿傷胃或形寒飲冷傷肺
經久鬱而生火而咳嗽甚則肺葉焦萎咯
吐臭痰或紅或黃或膿或血胸中疼痛脹滿喘
急不能安臥名曰肺癰更有胃受傷筋或內

挫傷腰之氣血停滯日久則成腰疽腎癰胎氣受損又有貪淫之輩服金石亢熱之藥助行房事積毒流注胎中則成孕癰視其腹皮甲錯腹上熱如火灼按之則沉而痛脈沉數而滑此其候也

此症危急之至宜清癰順氣之藥

烏藥（辛溫治氣逆一切疼痛） 當歸（辛苦溫養肝脾心三經之血） 川芎（辛溫升佐歸以養血） 白朮（苦溫 溫能健脾土 苦能開胃熱） 黃芩（苦寒清上涼肺火） 羌活（散遊風治百節痛） 防風（行十二經） 陳皮（去白利氣） 桔梗（苦寒開肺熱主治肺癰） 甘草（瀉火解毒和中） 獨活（理伏風入足少陰腎治下部） 白芍（酸寒斂陰瀉而平肝） 黃連（瀉心經邪熱兼及諸經客熱） 人參（補元氣亦能助血虛成膿不斂脹痛） 香附（利三焦氣中帶血） 米仁（治肺癰肺痿排膿止痛嗽） 紫菀（開喉痺治肺熱止咳吐膿血） 生薑

補按先哲有云毒〻所遺血即凝滯蓄結于陽胃經絡之間皆能為患冥則為疽成則為癰外則為頤為背為鬢為腦内則為肺癰腎癰胃脘癰至以妊娠而生子癰逼近胎元針刺無法惟補氣血安胎清熱結以解毒其間疏風利氣之藥仍不可少而開鬱去滯活血排膿為佐使者又不可缺也是方芎歸以養血參术草以補氣烏陳附梗以利上中下三焦滯氣逆氣羌防獨活以理周身百節之壅風伏風芩翹清熱阿艾米苑止嗽排膿氣血足則胎自安氣不滯血不凝則癰毒

自救耳大阿主清肅氣分解而嗽止矣

附托裡散

人參 黃芪 當歸 以上各 白芍 甘草 白芷 防風

桔梗 連翹 陳皮 毒盛作痛加乳香沒藥 行血止痛

胎動不安加阿膠厚朴

金銀花膏

金銀花斤 甘草斤 益母草一斤 水煎煮半熬

膏成加入阿膠再烊化收好 日三服

妊娠腸風下血方論第三十九

腸風下血

金方妊娠五六月後胎氣已成忽患腸風此風濕

傷胃所致經曰陰絡傷則血內溢也色鮮者

夫腸風色瘀者爲臟毒腸風屬風濕臟毒屬溼濕遷延不愈治必要損治以去風清燥除熱涼血或久則用澀脫之劑宜安榮散

白芍平肝風斂陰血　當歸滋養陰血　生地涼心血清燥金　熟地補血　黃芩苦寒瀉大腸風熱　槐角苦寒入肝疏風瀉熱清大腸治腸風血痔　地榆苦寒除血熱治腸風

皂角仁搜風瀉熱性燥胎前宜審　秦艽去陽明經溼熱風邪　防風去十二經風邪熱入大腸　黃柏去熱治腸風下血　甘草瀉下性火　赤石脂固下焦澀腎氣二性甘溫重收澀止血能催生下胎衆非胎前所宜用

補按大腸庚金手太陰肺之合也金性本燥外感風熱入合而爲邪風盛則木旺木旺則火

殘不勝金失清潤之令金病則土亦病亦衰敗之精氣不能灑陳於府灌流百脈而滲泄流注于腸胃之間以致腸風下血但脈元全根無養而反下血雖不同要且腸風下血病源則同而病之情形微異腸風純血無糞其便血先糞後糞之殊先糞者血來遠肝腎之血也後糞者血來近心脾之血也腸風與臟毒不同腸風則隨感而發隨愈解風臟所積臟毒則積久而發難愈療經臟所勝也其方用芎歸熟地甘草補血安臟生地黃柏清熱涼血槐芩榆皂搜風除熱

清熱開淋直入大腸以止妄行下漏先防去路收經之風熱石脂重墜以固下焦而益胃也

附槐角丸扁方

槐角四炒 側柏葉錢 當歸尾 荊芥各八分 黃芩一錢

防風錢 地榆炒黑一錢

防風黃芩二物湯

防風錢 黃芩三錢 水煎一碗入阿膠八分 熱服

妊娠傷暑方論第四十

全書妊娠貴盛衣厚身居閨閣思慮煩悶身熱身汗或惡心嘔吐此所云靜而得之之中暑

也由安居凉亭水榭，貪凉夜卧，恣食生冷瓜菓，係暑爲陰之所遏，暑邪鬱表之症，故發熱頭疼嘔惡無汗，似類傷寒，實由暑熱與陰寒相搏所致，宜溫解安胎，服香薷合清暑飲。

藿香（和胃辟邪氣） 香薷（解暑） 雲苓（利水） 廣皮（利膈） 厚朴 枳殼（溫中） 麥冬（清心） 人參（益元） 白朮（補氣除濕） 扁豆（清暑） 澤瀉（利水） 甘草（補元調大） 草蔻（理脾溫中消食止吐） 竹茹（清心除煩） 砂仁（溫中開胃） 生薑（溫中） 烏梅（清暑止嘔吐）

補按：經云：靜而得之爲中暑，動而得之爲中暍。每見富貴之家，多居高堂大廈，貪凉飲

傷暑

冷而氣為陰邪所遏及為所中入陰而未搏頭痛心煩身熱口渴脈虛身汗暑為陰邪先入于心故令人煩汗為心液心虛則汗四溢入肺則渴入脾胃則吐利上蒸于頭則頭痛也症與傷寒初起相類但傷寒初起不渴暑邪自表之裡故先渴也妊娠得此先宜辛溫之劑散暑和中使陰邪與暑邪兩解再加參麥益氣利水解暑則胎自安矣方用香薷辛溫散暑朴陳砂藿芳香溫中扶之四君益元暑傷元氣故也扁豆利水除濕暑必兼濕

故也麥冬清心暑邪先入心故令身汗以安神清心而熱也生薑烏梅然後嘔逆病退二三再加歸芎杜續

暑熱妊娠患此有因而成世間亦有因而空之熱往來寒有熱邪入臟腑而胃經是世間者飲冷傷脾也空之熱往來者暑邪不出漸入經絡所謂夏傷于暑秋必痎瘧也至腑而胃經者血虛則內熱暑邪復入則為客熱內外相搏合血久而合血復也況胎之所惡惟熱安胎之法惟在清熱涼血無慮若解暑解熱兼清宜用生脈散

或四物加芩連或十味香薷飲合而酌用之可也

附生脈散 巳月午月心火旺肺金受剋孫真人參麥此方保肺益元清暑方名生脈者心主脈肺朝百脈故也

附芩連四物湯 四物加黃芩 黃連

附十味香薷飲 益元和中清暑解表利水除溼

香薷 辛溫發越陽氣 厚朴 除溼散滿 陳皮 順氣利 黃連 清熱除煩瀉心火

扁豆 利水止瀉 茯苓 利水 麥冬 清心火 木瓜 酸溫土中瀉木平肝和胃除溼

人參 暑傷元氣用補元氣 黃芪 退虛熱固腠理 白朮 燥溼健脾[illegible]熱

補暑症不可發汗以暑傷入心故脈虛多汗再

汗則亡陰矣。以薷飲五苓散皆用以利水除湿，使暑邪從小腸膀胱而出，則邪去清而元氣無損。妊娠去桂用之。中暑偏湿，停飲挾食，攻腹痛泄瀉者，胃苓湯平胃合五苓。傷暑泄瀉，薷苓湯香薷散合五苓。中暑寒熱，或寒熱往來，或熱無寒，宜小柴苓湯小柴胡合五苓散。附後一段論下三方俱可酌用。

妊娠傷食方論第四十二

傷食

金方：妊娠傷食，症由飲食不節，恣食生冷，攻傷脾胃。輕則胸腹脹滿，噯氣；重則脾虛不能

運化宂則完穀不變在上則糞反是不可缺

日久不愈變爲滯下腸氣受傷宜白术以救（參脾）

白术（苦温健脾） 茯苓（利水止泻） 蘇葉（理脾壯胃中開氣） 人參（補元） 蒼术

白术（消食去濕佐良木健脾土） 川芎（入厥陰和養肝血） 訶子仁（性濇或泄瀉晝夜無度可暫用）

甘草 腹皮（寬脹） 陳皮（利膈） 青皮（利氣消食） 木香（順氣温中安脉）

厚朴（消食除滿） 當歸（養血安脉） 白芍（平肝佐甘草培土止腹痛） 砂仁（温胃）

（消食順氣除脹）

補按經云陰之所生本在五味陰之五宮傷在五味飲食者水穀精氣滋養脾胃陰血全賴以生也不節則傷耳中宮不能運化脾

膈必致脹滿噯氣腹痛命門之火不能薰蒸必致完穀泄痢或脾有積者食入不化則益甚而兼下氣臭脾傷則胃腑亦病因而減食變生百出是方四君子壯土健脾芎歸養血安胎胸膈脹脹則以青陳腹朴運之消之脾虛則補之以參朮苓砂木香和之溫之傷食必腹痛芍甘緩之止之紫蘇元茅香而性輕浮用以理脾升發胃中元氣培復穀氣訶子之濇以完穀泄痢而暫用之不可過也

妊娠無故悲泣方論第四十二

無故悲泣

今有妊娠無故終日悲泣或獨居一室喜笑不止狀如鬼祟所附或驚悸或妄此由臟燥故也蓋無故悲泣肺燥也喜笑不止心燥也心藏神心虛故妄驚悸心肺居至高之位心主血之主肺主氣之主心主火本燥肺主燥金令二臟受傷血氣無所資焉則心火愈熾肺金益燥而不能制矣急宜養心血潤肺金肅清上焦則胎安宜大棗湯安胎定神

大棗十枚（甘溫壯土生血潤燥）浮小麥（甘鹹寧心佐大棗以治臟燥）麥冬（清心）人參（補氣）

川芎（養血）當歸（養血）竹茹（清心除內熱）茯苓（寧心佐人參補氣）茯神（安心神）

陳皮（利膈氣） 熟地（養血） 香附（行滯氣） 白芍（平肝斂陰） 黃芪（甘溫除大熱，配人參） 甘草（以補元氣）

補人有七情，悲甚爲大。一身之內，一日之間，乃氣則甚矣。氣則悲，餘憂怒思恐，亦皆由拂情而致也。婦室之情，鬱結縱恣甚于男子，悲甚二情，原不可以常論。復加外感內傷，外感者六淫所生之甚，內傷者五志亢極之火，則陰血虛燥，不能濡潤臟腑，而臟燥之症成矣。燥者潤之濡之，仍在調元氣、養血而治。是方以冬麥爲君，四物養血，參苓甘耆補氣爲臣，麥冬、茯神清心安神，陳、附

使氣不上逆而佐使氣以驅之無以濡之藏不滌而胎自安制棗方之本旨也

附大棗湯　治婦人藏燥

大棗十枚　浮小麥一升　甘草二兩　三服

自製經驗大棗湯

麥冬二錢　原貫蒲一錢　浮小麥合六　棗仁三錢　茯神三錢

天冬二錢　柏子仁三錢　大棗十枚　甘草不炙身二錢

元參半錢　京貝母二錢　竹茹二錢　首節二錢

又秘傳清燥湯

豬膏一兩　羊膏一兩　白蜜一兩　竹瀝一杯　以上合煎成

膏便滴出如珠，再加麥冬二錢、茯神二錢、黄柏二錢、淨棗仁炒研三錢，各為末，和入攪勻為丸，仍用大棗、浮麥、燈心煎湯送下九十粒。

妊娠不語方論第四十三

全書：妊娠不語，非病也。經曰：婦人重身九月而瘖。蓋足少陰腎脈貫腎系舌本，足太陰脾連舌本，手少陰心脈系舌本。妊娠資血以養胎，若三經血虛則少不能上輸于肺，肺為華蓋，流振一身之氣，金清則發而為聲，肺虛則無以主氣而出，故者瘖不能語也。况妊娠之八九三月，正藉庚辛壬癸四藏府之

不語

血以長元胎元肺虛則腎水失生化之源甚以舌本急縮而咽喉不通但服養血安胎之藥產後自語可驗孕婦病瘖者不必服藥宜保生四物湯

歸芎芍地 東參 白朮四物以涼血養陰參朮清熱安胎 參 茯神

茯甘四味補益元氣 紫菀 五味 桔梗三味清上出音 木通開心火通心氣

香附 陳皮快三陰利膈氣

補按肺爲百脈之宗五藏之本上爲吸門下正出門一身之氣上下皆能統攝唇者聲之戶舌者聲之樞會厭者聲所出入而呼吸之關也舌之能言猶笙中之簧舌強則不能轉而出甚以

言語不清中風症〻不語由于痰涎壅塞咽
喉妊娠〻不語身由金水兩虧舌不本榮而
啞特但音不出二便如常固無得耳全空
則為今師嘗未嘗有複瘦敗血邪熱所傷
壅塞心竅緣肝虛則母不能蔭子腎虛則
子反盜母氣血虧氣衰熱氣機壅塞成舌本
木強忽然而瘖也其方四物苓术參血液無情
熱安胎四君花桔五味補氣益肺附陳通利
三焦木通開益心氣而胎元無事正產後
自復其安投原乘及有傷胎之患

妊娠胎肥方論第四十四

全書妊娠身居富貴口厭肥甘憂樂不常飲食不節既則卧貪閒久坐安身欲適之氣壅塞腹生致令胎脂胎肥厚盛偏盛側任橫仰腹皮空張行動艱難臨盆艱產致有不測九月以後兒已轉身可服催生如聖散保產勞苦之家胎瘦形羸者勿服

肉桂行血 甘草補中瘦胎散中用此為佐 川芎配歸補血但隨眾藥則行 白芷利氣通竅 陳皮利膈 香附破氣血滯 當歸同芎能補中有行 木香通利三焦 厚朴利氣寬腸 南星痰盛可用 車前利水滑胎 葵子滑胎

當歸甘辛温行血 枳殼潤腸 麻黃開毛孔恐不宜用 益母草

補按此方即方士進湖陽公主瘦胎之方豈遂長也妊娠以養血補氣爲主佐以清其源血則胎自安而彌月之時自然易產欲無用破氣滌血逆瘦行此以損胎元然孝婦過于保養久眠久坐則氣不運逸食肥甘則生痰瘀氣之滯腹盛胎氣不順以致胎肥厚長大產後百病皆出于此臨盆難產因不敢言此方芎歸益母甘草以養胎陳附香朴以順氣使開結疏通南星白芷去痰利氣車前冬葵以滑胎枳殼寬腸肉桂

胎肥

百草霜和辛溫行血，麻黄開腠，阿膠固宜留

附保胎丸

木香　黃芩汁浸三日　鬆皮　當歸身一兩　川芎一兩　益母草二兩

枳殼一兩　香附子一兩　廣陳皮一兩　甘草末　九月益服

日服三錢

姙娠心悸方論第四十五

全書：姙娠無外感病，忽然心悸，如怔忡狀，醒則煩悶躁，別者飛或卧中言語恍惚如癡，腰腹滿連臍急痛，坐卧不寧，氣逆沖上大臨，皆血虛內無以養心故也，宜大聖茯苓散養神

保胎定痛

茯苓神安心 麥冬清心 香附收三焦 陳皮利膈 厚朴除滿去脹

黄芪補元 紫蘇醒脾 茯神安神清心 黄芩清上焦火 黄連清上中二焦熱 當歸身補地血 人參補元 白朮健脾安胎 木香收逆氣下上廷 甘草和中 大補三焦

補經悸證不同有傷之水悸心下大暑水蓄心下築築然跳動則爲悸有汗下太過心血虛衰神不守舍則爲悸怪悸飲爲悸要生不測侵肺則喉入胃則嘔溢于皮膚則腫積于腸胃則痢停于心下則心動而悸發汗身亡陽而變火

心悸

痛氣虛而受下身之陰而交皆宜大補氣血安神清心。妊娠患此由受孕則血聚養胎血已虛而又有鄰火來之血虛則生內火心痛人血去而傳故跳動也。心血虛故躁則神氣衰微而煩躁則陰氣不收而晝夜煩躁，肝氣不條暢而鬱痛腹滿之症作矣。子益血氣故也。是方麥神安神清心，四君貢歸補氣生血，芩連清上中二焦之熱，四物養血益榮，陳朴消脹除滿，木附通利三焦之氣，本病則心悸標病則脹滿，急痛用此方標本兩治而胎

自安矣

附家傳定志方

遠志肉（開心氣利竅入心） 麥冬 棗仁 茯苓 茯神

各等分 大劑不行 去心 三錢 炒黑 熟地（補血補心） 養陰 白芍 三錢 養陰 養血

東洋參 三錢 清上焦 補氣 砂仁 快氣安胎 人參 二錢 白朮 三錢 溫中健脾 生血安胎 溫胃

共為細末 蜜丸龍眼大 竹葉湯下 五十丸 每日二服

妊娠喘急脇痛方論第四十六

夫妊娠喘急兩脇刺痛胸膈脹滿若因受

寒邪無汗虛羸或風寒傷肺或怒氣傷肝

或生冷傷胃脾受而寒之則喘急脅氣暴逆

則本經所過之處而脇刺痛胃爲生冷所傷則脹滿而惱心下甚唇青面白而脈拘攣胃壞荊膿皮毛干涸上氣喘呼邪傳于脾則大便不通邪傳于胃則嘔吐或陰傷脈下血宜先清肺後平肝金木兩臟交和然後溫中理胃宜平安散 定喘清膈安胸

厚朴消脹除滿 甘草 川芎 [illegible] 陳皮 前胡清六府痰火

腹皮寬腸 烏藥 紫蘇 桔梗開提肺氣 竹茹清心止嘔吐降火

紫苑保肺 馬兜鈴清肺 桑皮利水 阿膠潤肺 五味子斂肺

補按肺主氣爲金畏火司皮毛腠理金畏火故

惡寒肺主皮毛故形寒則傷肺肺為風寒所侵則肺氣閉急難則鼻塞聲重則喘急或憎寒惡熱肝木所勝故也金旺則木受尅氣壅上逆則千連兩脇作痛也並方陳枳殼烏除脹寬胸氣餘桑桔理肺定喘喘而有痰故用前胡喘而因邪外侵故用蘇薄氣逆大則脈不安故用當歸甘草補血喘則氣上逆故用五味斂肺所謂氣清肺瀉和肝之氣補如舊有嗽症因虛則受因勞傷則受重者宜補虛藥中加理氣之藥以佐之人參术茯甘

心悸　喘急脇痛

草梢红杏仁白荳蔻皆可酌用如因胎气虚上冲心胸而致喘急胀满者安胎药主养血药中加清肺之药以佐之倍用紫苏桃白芍瓜地白术黄芩茯苓则胎气自不上逆而喘急自平腹皮厚朴乌药不可过用也

妊娠发热如疟方论第四十八

金匮妊娠发热如疟皆由气血两虚风邪外袭或寒多热少热多寒少早晏无常始则头痛背胀憎寒变热状类疟疾日久体瘦口苦咽干胎气不安宜和营卫血气均调寒热自

止可服大安散

人參 茯苓 黄芪 白术 黄芩 當歸 白芍 熟地
川芎 陳皮 香附 砂仁 紫蘇 杜仲 黄柏

補胎之血從來賴母之氣而作究因妊娠氣血兩虧以致生胎之陰虛更宜大補氣血兩補固其根本陰陽和之主正胎自安矣四君補氣實衛四物補血和營之主知氣運陳附以和氣久虛必多汗芪蘇以斂汗固表和安佐黄芩以清肺經獨勝之熱杜仲以參茯升清氣以除太陰獨勝之火暑加芩柏以清六腑之暑熱無使不成瘧疾也寒熱如瘧

補按瘧有時或一日或間或三日或晝或夜發于子前則屬陽于午後則屬陰寅卯二時則厥陰風木所勝巳午二時少陰君火所勝申酉二時陽明燥金所勝亥子二時太陽寒水辰戌丑未四時乃太陰濕土爲瘧惟寒熱往來似瘧非瘧治宜先清外邪後固正氣則寒熱自易已驟用截表參補致外邪遂入而成正瘧或邪在陰經絡藏府而成骨蒸也

附柴芩退瘧湯 此方得經驗和起用

柴胡 黃芩 黨參 陳皮 川芎 當歸 杜仲

茯苓 川斷 甘草 前胡 荊芥 姜 白芍

去白芍加竹茹麦冬

寒盛戰慄手足厥加茱萸白朮 黃芪 黑姜

妊娠皮膚干燥方論第四之八 即六經中之燥症

今方妊娠皮膚干燥由榮血衰少不能濡潤肌肉充達腠理甚以外則皮膚皺揭內則口燥咽干或二便俱閉或足膝無力也蓋胃主液大腸主津燥者秋令也肺屬燥金太過則腎水絕生化之源而水穀之氣陰日虧壯火所食火旺血枯津液耗衰何溉灌

皮膚干燥

一身榮養四体乎且血已枯無以養臟腑既以有雜症之厄治宜清肺之燥滋腎水生化之源肺不燥則皮肉潤澤腠理充溢而大腸無便結之患水足無痿弱之虞金生水水生木所受腎氣榮養而筋急爪枯之病庶可免矣宜清燥湯

黃芩上清 黃連中清 黃柏下清 人參 麥冬清肺 當歸芍

地黃四物養血 蒼朮濕熱全柏燥 白朮 甘草 茯苓 利濕熱以言性動恐不可用

補按而以燥金足經屬胃手經則大腸也胃熱病中消善食大腸熱則便閉津枯肺亦

辛金大腸與庚金肺主氣金性燥水穀之氣
先入于脾後歸于肺其後通調水道下輸膀胱
水精四布以周一身而濡百脈燥金太過則肺熱
而失清肅之令遏生化之原肺司皮毛故皺急而
皴揭大腸津液衰耗故上則口干下則便閉
肺熱則無以固宗筋而陰熱下注故足痿不能
步履況兒在胞胎中全賴母血以長育茲
母血衰少內外枯涸臟腑俱病金盜母氣則土
虛飲食減少水竊母氣則金愈虛干嗽喘急便
閉胸滿諸病雜起胎何由安是方三黃清上中下

皮膚干澁

三焦伏火結熱歸芍生地麥冬補血滋陰清金潤肺四君以益元氣生陰血蒼朮佐黃柏則除濕熱茯苓甘草佐黃連使邪熱自小便而出清其本藏補其所生要方之善者也

附清金潤燥丸 家傳經驗

天冬 麥冬 阿膠 龜膠 生地 熟地 白芍 茯苓
元參 桔梗 黃芩 白朮 貝母 杏仁 松子 柏子仁
核桃肉 牛乳 人乳 蔗汁 梨汁 白蜜

先將二乳二汁同蜜熬膏滴水成珠後將杏仁貝母桃肉柏仁松子研爛如泥再入前十二味末合搗丸空心湯下七十丸

妊娠忽然耳聾方論第四十九

今有妊娠忽然耳聾者，由腎水虧不能制火，手少陽三焦、足少陽膽兩經之火妄行于頭面及耳內，外甚以卒然耳聾也。三焦之脈從頭角下耳中，及耳之前後；膽脈絡于耳。二經皆由相火，相火熾則金受傷，而腎水絕生化之源，源斷，肺亦虛，則無以滋息，故耳聾也。治法宜清相火，除浮熱，滋陰血，養胎元，勿徒以開通耳竅爲意，宜升陽散火，而

荊芥 清頭面　梔仁 引浮遊之火下行　防風 去風通行十二經　甘草 甘以補中，又能瀉火

細辛 通耳竅，可過用，令人暴亡　白芍 斂陰抑肝　生地 清心涼血　當歸 養血安胎　麥冬

耳聾

滌水清心 川芎去風行頭去血海 常山少陽引經藥 黃芩清熱佐瀉少陽安胎凉血 澤瀉引火從下小便而出 茯苓利水清心

補按耳司聽目司視外有以蔽之則目不明內有以塞之則耳不聰目之明自外入而耳之聰由內達外出耳之聾有腎虛而耳內如蟬鳴者有以氣閉暴聾耳氣通則閉者有相火旺而卒聾經所謂渾渾焞焞是也妊娠藉血養胎腎運五臟六腑之精而藏之灌溉于百脈五臟四肢足少陽膽手少陽三焦脈皆絡耳入耳中及耳前後而相火寄位于膽出入于三焦若火旺爍金則肺虛而腎

水已絕生化之源此耳聾之病所由生也是方升而散火亦主以升則火自降火降則金水二藏俱安而耳自能司聽矣荊防細芎升而于上降甘桔苓降火于下歸芎麥地養血滋陰柴芩和肝使少陽之伏火自統而邪去不復妄行火藉則安之方不專治耳聾而亦善于治耳聾也

附蟬翼散 家傳經驗

蟬翼 蟬蛻去頭足只取翼二十枚 細辛 五分 川山甲 七分 白芍 生 木通 一錢

茯神 遠志 麥冬 各一錢 馬兜鈴 五分 元參 一錢 豬膽 一枚

川芎 一錢

按妊娠耳聾非有疾病害事也靜以養神默以調息心之官和而耳亦從令矣蟬以翼鳴是聲在兩翼而出細辛入耳竅故以二味爲君四物養血神志麦元清心除熱安胎爲臣馬兜鈴清空虛開肺豬膽苦寒爲佐使也

妊娠牙痛及齒縫出血不止方論第五十

夫妊娠牙痛齒縫出血者由胃有積熱所致足陽明脈循鼻外入上齒中俠口環唇循頰車上耳前主上牙齦喜涼而惡熱手陽明脈上頸貫頰入下齒俠口主下牙齦喜熱而惡

宜而足陽明脉俠口環唇又入齒縫妊娠或動怒肝火或房室過度致火妄動或嗜炙煿辛熱等物以致積熱聚胃經血妄行上下牙齦浮腫作痛或齒齦鬆疼難以嚼物或不腫而牙痛嚥冷水吞熱而無一可止痛者甚至齒縫出血不止名曰牙宣又曰齒衄此火合血燥也症尤湯可服生地黃湯

生地　麥冬　升麻　犀角　秦艽　葛根　知母　生甘草　連翹　花粉　白芍

補按上下牙痛固屬胃熱積熱然亦有腎虛陰能制火而類作痛者蓋齒屬骨骨乃腎之所

牙痛及齒縫出血

主也心主脈腎主骨肺主皮毛脾主肌肉肝主筋腎虛則骨無所附而咽喉燥金欲和火以傷所不歸上下牙齦浮腫作痛者或痛而不腫者屬腎虛也牙縫出血名曰牙宣又名齒衄主腎虛知血亂湧不止者亦屬咽喉積熱也是方升犀秦艽皆咽喉經藥而升犀解毒涼血秦艽升咽散火麥地知母滋陰生水細辛甘草除熱滌陽咽喉之積熱自除血不妄行而脈元不足以偏矣　是齒由熱滌故喜冷水而痛不止乎咽喉壅熱故吞熱酒而痛亦不止

辛荑通鼻關，荊芥白芷上行頭面，蒼耳善萃高越巔頂，防風通行十二經，而風藥間劑，白芍謹黃芩知母涼血安胎，木通甘草瀉火清心，白芷佐以入陽明，知母引以導胃熱也。

妊娠大頭瘟方論第五十二

大頭瘟

全書：妊娠血虛，或素有積，外感天行時疫，忽然頭面赤腫脹大滿頭盡交疙瘩成塊連片或痛或癢加以氣逆喘急或二便赤閉胎動上升不即疎風清熱毒緩臟腑有傷胎元更有頭内隱有雷聲名曰雷頭瘟治宜疎通三陽風熱除陰養血宜疎風散毒湯

藁本太陽經上行巔頂　羌活太陽經去周身　白芷陽明經上行頭面　荊芥清頭目風熱

川芎厥陰經佐知母補血安胎　防風通行十二經　柴胡少陽經同上六味散三陽經風熱　知母清胃火

青黛清肝火　蘆根清肺火　竹葉清心火　木通清心小腸二經之火

澤瀉利膀胱火　甘草清肺火　前胡去六府中下焦痰熱　黄芩清肺火佐上焦

知母除胃安胎　服二三劑後仍用麥冬花粉生地白芍杜

仲景等補血安胎凡藥量病減之
補按大頭瘟乃天行時疫重症元至正間東垣
製普濟消毒飲子在京師救濟民間蓋三陽
經皆從巔頂下額鼻及耳前後凡在上焦者乃本乎
天者親上是以頭先受病也腫大者在陽也疙
瘩成塊者在結不散也隱隱當移者陽明燥金
引擊肝木也火鬱則變之至者閉咽門也不受
則在氣下行或壅塞胸膈則氣逆而喘急也
或移在大小腸或赤或閉也若民人素有伏火
積在外邪與因在表不得毒勢甚熾惡者宜

以刀先刺去血或用碗鋒劃夾砭破出血然後用藥則毒氣易散此症城市求治不拘男婦老幼妊娠患此必臟腑素有積熱不節及恣食炙煿不時暴怒鬱結助行風熱頭面腫赤疙瘩不即升發必下走胸膈旁行手臂腹延喘急遍體痛癢小水赤大便沉火氣燥原不能撲滅臨何能安吾方荆防羌活善達逐頭腦之風細黛蘆所黃芩清臟腑火邪疏通甘草引熱下行前胡去痰熱風發于上大降于下脂氣犹可少安候毒氣漸減腫赤盡

惟仰滋陰養血清熱安胎，和達而達風藥不可過劑也。

妊娠胎前之癥瘕痛方論第五十三

夫者妊娠受孕已久，其人素患積聚，或痃瘕死血留積腸胃，或氣鬱食積隱于胸膈中下二焦而生癥之瘕痃癖，諸症卒受風寒其實經所觸，鬱怒傷于肝脾，痰飲停于胃脘，暴痛難忍，臍腹腰腳上下左右隨起，胎元受傷，因而痛墮。故養血安胎則積聚得補而邪愈熾，欲祛逐虛邪則血氣已虧而胎不安，治法消辨

癥痛

至脈虚實遲數滑濇而均用之遲而虚且濇
者本病不足也安胎爲主佐以行氣之藥數而
實且滑者標病也消積爲急配以養血之藥
胎本癥標補中有消則思過半矣宜養正定痛而
芎歸芍地熟白朮人參杜仲上六味養血補氣安胎延胡索
青皮去白香附烏藥上四味破積行氣益母草補中有行行中有補甘草
緩痛和諸藥如痛不止耕起時按之有形加五靈脂乳香沒藥
補按而聚病生于六腑陰而積病生于五臟
癥瘕痃癖名雖不一總而積聚所致至要病
之由或風或寒或積痰或溼熱或停飲或怯

血或食積或氣滯或瘕或血滯或食久則成
塊有形之東垣所謂肥氣痞塊息賁伏梁奔豚
方書所載之瘕八瘕匿狀如雞卵豐子是也
痞形雖或時遷交合亦容受孕成胎者癥瘕不
在子宮而在外處也然胎形雖成而日久盤踞
積聚善固根深胎於大腹處殊覺甚正不敵邪
勢孤力弱加以外感風寒內傷飲食勞役惱
怒發傷胎虛則急痛上衝下墜不由本積
聚與新受之外邪互相搏擊甚以痛無定處
蓋正虛故安胎去邪主宜消積一消一補將
癥

肉臍墻未知者矣　此方四物參术杜仲大補氣血以培養胎元青烏延附辛溫疏達以消瘀積聚痛止胎安誠要方之得其正者矣

妊娠吐蚘方論第五十四

金匱妊娠吐蚘皆由飲食不節飲冷所傷以致不調致胃虚蚘不安而上出吐因有二有胃冷之而吐者當以辛溫之味安之有胃熱而吐者當以辛涼之劑正之以苦降之以疏伏之或因惡心阻食甚則惱而壯熱致胎動不安宜和中安蚘散

厚朴止吐逆除滿 廣皮陽刺 白朮苦溫補土益陽胃土 黃芩陽上焦之火佐白朮
清熱安胎 黃連苦寒寒陽上中下心肝脾三經之火 木香辛苦溫行上中下三焦之氣 香附
行血中滯氣 烏梅伏蛔 枳目十五粒苦辛殺蟲 白豆仁五分溫脾煖上中二焦 白芍
斂陰止血 當歸補血養行所大安胎 甘草止痛緩中入大出腸甘則升引之使上能諧眾藥 生姜
辛以散之 如不止用炒米而吞仲景烏梅丸三錢
補按人之一身血氣二者而已外則皮毛內則肌肉
筋骨深則經絡六腑五臟此血氣運行其間
有停飲頑痰敗血食積加以氣滯不行皆能致
疾至于蟯蛔寸白長短三蟲又蟲等盤聚陽
胃深可畏也然致病之由總因脾胃虛弱所
吐蚘

脾胃虛弱之故由于內因飲食不節外因六淫
之熱不調脾胃俱傷各臟腑無所稟受之氣
脾爲太陰濕土陰虛則生內寒胃爲陽明燥
金胃燥則生內熱胃寒之蚘不安而吐逆胃熱
蚘亦不安而上出也況吐蚘者必兼吐食或黃水
或稀涎吐久不已胃氣愈虛虛則必受寒害
煩咽干面黃肌瘦水穀之陰日以漸耗脂液
何有治此病者無殺蟲之理止有安蚘之法溫
中和胃如仲景烏梅丸以辛溫去胃中久怫
之寒以苦寒除胃中上逆之熱外加麥冬血滋陰臟

安而胎自伏甚者木亦樹目厚朴附豆沈皆温胃而散寒之芩連芍草皆清火而除内熱坤木之表温以補血薑梅之辛酸以制虫也

妊娠兩胯腫痛方論第五十五

兩胯腫痛

全書妊娠兩胯腫痛由風木挾相火以爍陰血所致風盛則火熾熱久則經生經熱風火與陰血相搏故腫痛也厥陰之脈絡陰器及兩胯左右婦人要孕在子宫兩胯者篡骨之傍與胞相近腫痛則胞不安男子兩胯下生毒名胯馬癰婦人此處腫痛亦防生毒宜清肝火和陰血去經熱以固胞元可服消腫定痛湯

柴胡升少陽清氣 龍膽草苦寒清厥陰風火 生梔清陽胃之火 生地
黃芩清上焦熱 白芍 秦艽陽明經去新舊諸風 當歸 川芎 防風
辛涼上行以散風火 甘草緩痛解毒 連翹散諸經客熱 竹葉 大黃酒引入膽

補肝厥陰本風木肝膽二臟腑則不大患風
能助火膽能生熱熱又生風熱特生膽風火
互煽膽熱交攻厥陰所過之經脈來虛而湊
此經毒之由生地龍膽瀉肝膽之火芩清去心肺
之熱梔清腸胃之火以甘草而下行連翹除
諸經之熱配竹葉而上達四物和肝脾胃而條
暢秦艽佐川芎散熱疏風而清經大黃引入

下部使諸氣直至腰膝受病之處也

妊娠飲食勞動必多汗方論第五十六

金方妊娠勞動多汗者由心虛不能攝血脾胃衰弱故也飲食傷胃則胃虛虛則脾無所受而脾亦病勞役傷脾則脾虛虛則不能為胃行其津液而胃亦病胃主納脾司出血氣水穀入精氣之汗即血心之液也脾生血心主血土衰則子盜母氣而火已弱心不能攝血故飲食入胃即汗出也胃氣即穀氣也勞役過度即汗出脾主四末靜為陰動為陽勞動則陽虛不能衛外而為固也

飲食勞動多汗

夫汗多亡陽則所以表衛陽者益虛矣脾胃衰弱則水穀之所生者愈少矣治宜大補脾胃以生陰血不必斂澀以止汗宜升陽建中湯

柴胡引清陽之品 防風佐黃芪斂汗固表 升麻同柴胡升陽之品 人參補氣安胃 黃芪固表止汗 白朮 甘草 和中 白芍 黃芩 茯苓 浮小麥止汗通心之品 棗仁清心滋脾 龍眼肉補心血 葛根引入陽明 宜少用之

補按先大祖全書方論詳且悉矣余證之東垣集中原有飲食內傷勞倦內傷二症內者脾也胃也飲食不節則傷胃有积不免勞役

過度則傷脾宜補中益氣而妊娠患此在夏秋之間汗不足異在秋冬則異矣若貧賤勞苦之家汗出乃其常而富貴安逸之人汗出則可慮矣且汗為心之液而十二經之血皆主乎心受孕後則心與小腸之血將壅而為乳汁不可過為殊世之大者土之母脾胃虛則子竊母氣以自固而心不能主血甚以汗出不止也其方芪黨防葛助陽益胃以升清氣苓草利水降火以下濁陰參芪苓朮固衛實表而補氣歸芍麥冬清熱涼血而和榮汗止胎安矣

妊娠目赤腫痛方論第五十七

目赤腫痛

全書妊娠目赤腫痛有內外二因內則肝脾
鬱火外則風熱上攻經曰五臟之精華皆注
于目白睛屬肺黑睛屬肝瞳神屬腎眼胞
上下屬脾內外眥皆屬心又神光則五臟六腑
之精聚而爲神於晝爲陽則寤而目開夜爲陰
則寐而目瞑目得血而能視鬱火挾外邪則
赤腫甚則痛不可忍或眵淚羞明或痒澀起
赤障孕婦人性情多鬱者患此尤爲難愈急宜
疎風清熱以涼血安胎不治則下或移熱于腎上
或移熱于肺金水二臟俱傷胎以不安宜疎風洏

荊芥 防風 常山 黄芩 升麻 葛根 當歸 川芎
木通 白芍生 生地 木賊 密蒙 甘草 甘菊 黑小豆

補按：五官中目最清明，不容纖毫塵眯。而黑白睛內外皆上下胞分屬臟腑，各經之精血上注瞳神，而神光出，神水故能司視而能察秋毫。胸中之邪正形于眸子之瞭眊而不能掩。然婦人之性多執拗而喜怒，怒則肝火動，執拗而多鬱，鬱則生肺火，加以外感風熱，一時赤腫脹則多形。蓋明甚則怕，怕壯熱致眵淚二不安。堅者不可先用寒涼，使風熱壅遏于內，尤不可驟用

參茯歸連息以固安胎而反風熱攻衝邪搏陰
血治法于疎風清熱為主則赤腫自消稍加一二
滋陰　涼血以佐之愈後調補榮衞自不難緩
其方荊防升柴葛豆疎風清熱以散火于上芩
連甘草瀉火等熱以降火于下尊容不戢退赤
而消腫四物補血而滋腎則風熱清而胎安矣

妊娠墜跌築磕傷胎方論第五十八

全書婦人懷孕或從高墜下致傷胎氣腹痛
見血或舉重用力如育蠶採桑負梯攀籬
簸籮舂米汲水澣衣偶不小心便有築磕傷

胎之患，以致胎動下血不止。此症既無外感，又無內因，而因係孕婦胎元之生死，母子性命危在俄頃。治宜大補氣血，兼佐中黃行氣，止痛安胎。死腹中，須驗母之唇舌，可服保生大佛手湯。

當歸一錢　川芎一錢　杜仲一錢　甘草一錢　條芩八分　阿膠（烊化入）保　熟艾七分

煎成入膠，分二服。如胎不死，痛不止，血仍下者，乃傷胎之外絡，或胞膜間血也。稍加乳香、沒藥五分，艾灰下。

補按：妊娠忽然墜跌，或築磕傷胎，血下不止，不獨貧賤女也，即富貴婦人亦間有之。然從高墜

墜跌築磕傷胎

跌則血動而心神不守，持重努力役而脾土亦傷，雖無内外二因而血下不止，則胎元無所資藉，心亦動而元神怯，脾因努而中氣虛，胎雖暫安而無亡陰變症百出矣。獨芎佛手散也。此方芎可以驗胎之有無，亦可以試胎之生死。加膠艾以養血，香附以行氣，甘草以緩中，杜仲以固腎，胎不傷則胎可安而敗血立止，胎果已死則胎可下而母無危，故名之曰保生大佛手散也。

妊娠誤食毒藥傷胎方論 芎歸丸

金方 妊娠誤食毒藥，如硝石、巴豆、砒霜、烏附等味毒物如野菌及無名草菓釀酒病死牛羊雞豚等肉則傷胎氣血下不止甚則牙閉口噤身熱汗出心神昏冒狀類癲癇治法非尋常安胎之藥可療當以清熱解毒爲主可服

解毒四生丹

黑小豆一升 菉豆一升 生甘草二兩 連翹二兩 天花粉二兩 貫衆二兩 射干二兩 金箔二十張 辰砂末 雄黃末 山慈菇二兩 白扁豆去皮二兩

先將黑菉二豆入甘草煎取濃汁一升次將連翹花粉扁豆貫衆慈菇雄黃辰砂射干共研極細末即用前汁和煉蜜爲丸每丸重一錢外用金箔爲衣

誤食毒藥傷胎

臨服再用薑汁一碗調温化服蓋因青黛不黑者可救

補按黑小豆菉豆甘草甘涼而解毒也雄黄茄茹辛涼而解毒也扁豆去皮則性不濇可以利水使毒從小便而出射香以開竅引解毒之藥上以護心中以護脈連翹花粉黄芩清熱化痰毒性之物未有不去者也惡熱傷心金箔銀箔重鎮肝心去結之毒毒去則脈自安試之百無一失

余在英溪堅一宦家婦氏妾因銀礦內黑汁置飯內毒氏嫡妻飯後即不能語口邊耳目出

血危在須臾矣夫人邀余診治左寸脈滑有力按之微滑余曰妊已中心然查其按之而微滑也前方連服三丸目能動又見血稍止但口作微語狀而淚流兩頰余思藥力尚微安能救垂危之症仍于前方加大黄三錢作一兩與之忽於夜半腹痛下如黄果如豆汁如豬肝成片結塊者斗許蓋辛比毒留腹中故可下而救也隨以黑豆扁豆菉豆各三合白糯米一合煮稀粥徐徐調養之後以十全大補湯去桂加銀花紫花地丁十餘劑而平

妊娠喉痺喉瘡方論第六十

金曰妊娠犯喉瘡者由手少陰心足少陰腎二經伏火結熱上攻兼挾外邪也經曰一陰一陽結謂之喉痺一陰手少陰心君火也一陽足少陽膽相火也二經之火獨勝則實熱上衝虛火妄行肺屬金性畏火故受病最烈而速也治法宜清君相二火以滋肺金而生腎水兼用利咽喉隔清熱解表則火退金安而胎元不受傷矣可服清肺化熱湯

荊芥 元參 桔梗 甘草 射干 連翹 犀角 生地

白芍 薄荷 大力子 無汗加阿膠 知母 川貝母
熱甚伏火大便閉加大黄 元明粉 天花粉

補按：十二經惟太陽在表，別下項，不歷咽喉，餘經皆循喉嚨，歷膈。而手少陰心脈挾咽，足少陽膽脈循喉嚨。二經之火上炎，或夾風熱外感，則咽喉或痛，不能下咽，或吸門左右舌本兩旁上下生紫黑點，如小豆大，俗呼單蛾、雙蛾是也。若肺癰則外咳而胸脹，振之咽干不渴，時出濁唾腥臭，此病在表，偏于風熱，易治。喉痺肺痿乃心火尅金，積漸而致，其病在裡，難治。並有急治標，緩治本。標者心腎

喉痺

為之火本君相胞也劑膺舌頭面咽嗌而上尤射大力
清之解毒甘桔湯咽喉閉豁和陽庠達地芍
滋血滋陰居表二火俱平則咽喉痛瀉飲食可
下而少火藏之精氣充旺化血而奉養臟象
又補按師主氣自頂門經腦門沿脊太陰經統攝
於全身火而成臟長居至高之位作華蓋以覆心
臣下則肺胃心胞肝脾腎命君藏府以次而列
故肺居高華蓋也但手少陰居大是少而相火
臣經偏使咽喉之氣血宣通精液浮溢居大居
中無為和火命門並從令蒸金彭水潤下經之火

妄行上炎，肺藏受傷。會厭之左右，舌根之上下，呼吸往來之道路，皆二火游行無忌之處矣。火性炎上，故痛不在下而在上也。況咽喉為飲食衛要，腫痛壅塞，先或阻食，繼復勺水難下，養胎之血全賴水穀，一日不進，則血耗胎燥，孕婦危在旦夕。前方去熱散結，利膈清咽，急于治火，原方安胎備氣血，久虛則加阿膠、二母以補血。或熱甚便閉，經大黃之降，陽明熱之鹹寒以祛熱之甘寒，在所必用。幽門通則吸門之火降矣。

吐酸

妊娠吐酸方論第六十一

合方妊娠吐酸者由肝火鬱遏所致木鬱則達之鬱而不達故上逆而吐酸也若鬱甚則吐而復反名曰吐酸此症尤重婦人之性多鬱而善怒鬱則傷脾怒則傷肝甲膽汁苦乙肝味酸肝火盛故從化之酸也不能留于木臟隨環脾入胃歷肺道咽而上涌吐也是火不能移于肺則咳喘移于胃則噎膈脂汽上逆不要可服柴胡清肝散

柴胡 龍膽草瀉肝火 當歸 川芎 黃芩 白芍
知母瀉肺胃火 生地 桔梗開鬱 甘草引脾火下行 黃連吳茱萸汁炒真服後引火下行

補按東方甲乙木肝膽所屬而火藏也木主風風生火火又能生風易經云風自火出也洪範五行一水二火水本尅火而火即在水之下以氣相承而發潘之土居五土無定位而辰戌丑未四維皆有土以庫之愚者昧于坎離南北震兌東西外位對待之理豈知相生相尅之中即有相生相成之妙用故木旺以金制之火旺以水制之理之常也然經云亢則害承乃制金制木太過則火子反來爍金水制火太過則土子反來尅水理之變也古今之方大都和肝平肝抑肝清肝

諸名目未有刈削之枝析之備枝葉而成
及根本者此木鬱則達之之義不可不審
況肝主血妊娠全藉血以養胎鬱則達之且
則情之衰脈大牢而盛肝不可以遏伐也月令
在春則其藏旺在木其味酸驗者東方木之
正味也而其勢上衝而吐息不可遂反而吞肝火
之鬱脈可知也而胎血從此而耗又不待言矣脾
生血心主血肝藏血肝火妄行則血不藏而胎燥
燥則萎而墮之未有胎萎墮而母得生者也甚
方清肝火和肝血而主四物加芩以滋陰生血

柴胡芩連以清肝火，桔梗之苦辛以開提氣血之鬱也。

婦人病似娠實非娠方論第六十二

余考婦人有病似懷孕狀而實非胎者，或血聚下焦凝結不散，或寒之氣客于子門，血壅不流，結硬如石；或寒之氣客于大腸，結瘕在內，狀如懷子，腹漸長大，有形可見者，一曰石瘕，一曰腸覃。或經閉月事不來，誤為有孕，或有之蓄血，或月事時下而誤為漏胎，投以補血安胎之劑，非徒無益而反有害。何也？自行之瘀而反用補血之藥，尚遏

似娠非娠

氣虛而反用涼血之劑禍不旋踵矣治此宜下宜通宜溫宜散與玄冕胎一例可服和氣通經湯

歸尾（薑汁炒） 川芎 丹參 益母草（連莖葉根子全用） 延胡索

桂心 紅花 青皮 莪朮（醋炒） 香附（全，醋炒） 烏藥

補經蓄血宜下氣血腸覃宜逐大腸之氣石瘕症宜溫子門散瘀血婦人腸胃虛弱衝任之經被風寒所客則血留下不下積久則成惡血因寒則凝或血病則月事不來或氣病而血不痛則月事時下狀如懷孕者將氣胎氣前

阻而不散，留以致脹，血凝結，輕成疝症，筋脈重
則盤聚腸胃，當症重實，結成癥瘕，正謂有不可
勝言者。古方延義、紅花以破血，青烏香附以行氣，
桂以溫經，散之，芎歸其益去瘀生新之者，僵之。
積者散之，滯者通之，蓄者行之，皆以和血而通
經也。
按妊娠原有蓄血一症，以蓄在子宮之外而不在
宮內也。東垣謂曰：婦人妊娠，或蓄血，抵當桃仁
勿畏，施蓋若以子母俱無損，大黃四物對下之。此蓄
血係瘀血凝結于臍腹，左右上下漸得脹，元以

去耳安非益傷之之當于上則喜忘當于下則妄狂也

妊娠腰痛方論第六十三

金書妊娠腰痛由腎腑血虚所致或傷瘀敗血之經閃挫氣滯經絡皆能作痛治法宜審痛屬何因屬之屬經外因也屬腎血虚屬停瘀敗血血氣凝滯者內因也內挫致痛者不內外因也妊娠腰痛大約勞動傷血或風寒後合本傷腰陰必係二經經云腎之氣既傷高胃乃婦男女一也但內積瘀飲外感冀之

經血氣困滯內挫損傷者亦或十之二三以補血
安胎為主中佐以垂症之藥可服加味青娥丸男女腰痛
胜

杜仲 破故紙 胡桃肉 川斷 當歸 白芍
山藥 建蓮肉 益智仁 蓮子
帶經合病加蒼术 經加白术 帶加獨活
痰加茯苓 廣皮 甚則二陳
停飲加茯苓倍白术 氣加醋便兩製香附
氣滯加香附 木香 內挫加烏藥

補按腰者腎之府不能屈伸俯仰憊矣老人血
少腎枯則腰背傴僂虛則久坐則腰背脇肋引腰痛

痛姙娠藉肝腎二經之血以養胎腎藏精肝藏血茲二經血衰水竭則不能榮筋束骨而利機關此腰痛之所由生也且胞系于腎左右兩腎正在腰脊之中腰痛久胎必墮治宜大補肝血滋腎水兼有兼症佐一二味旁治之藥是方補骨脂因木火相生此鄭相國所進青娥丸方也引以杜仲則入腎而歸之若溫以補血白芍之酸收以斂陰續斷可以聯經絡益智可以縮水再和蓮子山藥之平澁以入心交腎則痛止而胎安如姙娠之元氣虛命門火旺宜青娥丸

温補右尺恐非胎前清熱涼血之義有它之証者固宜血虚氣旺者加紅花益母麦冬佐之可也

妊娠舌腫或痛方論第六十四

舌腫或疼

今如妊娠舌腫痛者由心脾二經伏火上達故也心脾二經脉或系舌下或連舌本或伏火上攻則舌腫痛腫甚者塞口拱喉一時呼吸有阻舌強硬不能語以金銀針微刺之血出者易愈至有木舌重舌唇如塗朱舌暈煤黑舌長出唇之外不收或舌殺難以下咽胎上逼心煩悶欲死危在旦夕治法不得拘安胎之例急宜下之

以降其痰行之火，救其垂絕之陰，宜四黄奪命丹

大黄 黄芩 黄連 黄栢酒炒 山梔 膽星 天花 知母

甘草 桔蔞 斟酌用之 竹葉 或加砂仁

補按：舌體三寸，而根系在咽嗌之間。心腎脾三經皆主之。腎主水，心主血，脾主運行水穀，上輸于肺，以生津液。舌下兩竅，以舌抵上腭，激之則水汩汩流出，丹溪所謂華池神水，可以降心火，灌丹田者也。姙娠養胎，全藉陰血，故安胎以清熱涼血爲主。何致惡火下衝，舌腫大而脹滿，堵塞咽喉，呼吸之道不通，水穀難

入胞元上逼緩治則危治法宜速下之使通行之火盡陰下降而無絕之陰不致立亡病有法下而反虛元氣出陰者又非下身亡陰之謂患方貴於清上貴速清中貴於清下大貴直驅滌腸胃之熱邪釜底抽薪九死一生之法也甘桃知母佐以芩連梔等上中下三焦屋然之火引之下行枯芩之酸瀉胆星之苦寒辰砂之重鎮皆所以為佐使也

妊娠足瘇方論第六十五

足瘇

金方妊娠足瘇乃陰血聚以養胎元不能榮潤

而胃故自膝臏之踝脛痠痹于履地狀如痿躄
此係如痿非痿內經論治痿獨取陽明足痿
生于肺熱非可一例治也宜養血滋榮壯筋健
骨則兩足自然有力產後加溫經補陰之藥

宜大健步丸

熟地砂仁拌煮三兩　白朮二兩麸炒　蒼朮米泔浸　茯苓一兩　山藥一兩　獨活半
黃柏酒炒半　當歸酒炒二兩　白芍酒炒二兩　遠志肉二兩　益智仁二兩
川附薑炒黑五錢　川斷二兩　大茴酒炒半　杜仲鹽水炒二兩　黃芩二兩
羊脛骨一對酥炙　蜜丸梧子大空心服下七十丸或
鹽湯下日三服不可妄行針灸　男子去川附加龜板秦艽服

補按自腰以下脛以上皆屬足三陰經婦人受孕七八月後兒體長大專食母血陰虛不能養生筋骨關節閉於濕乎脛而腫虛生腫虛生則脾胃傷而足廢而不用此脛前足腫其後循以胃虛此皆小異益有蒼朮黃柏得下墜濕熱之二妙散治痿必用之藥加牛膝骨碎補引入兩足而歸芍地蒼朮遠滋血清心以安脈杜續山藥壯筋健骨以固腎附苗舒筋溫經則兩足之力可下而痿痺之患不生矣

妊娠陰戶腫痛方論第六十六

陰戶腫痛

金書妊娠陰戶腫痛由厥陰風熱或受胎後
合身有傷子門或非理交接所致厥陰肝木
環陰器絡陰貫膈下乳頭風熱傷經則肖
廷孔之中而痛也或受孕身合非理交接外傷
子宮亦能作痛也又宜熱蓋熱本經風熱結于下焦
與熱生之血相搏自然胎動不安且交接過度
敗精瘀血凝聚胎胞間已上重墨目以有胞厚
難之患事雖雜鄙宜安榮散
當歸 前錦 白芍 生地 熟地 黃芩 知母 杜仲
川斷 山藥 麥冬 荊芥炒清血 金銀花退熱和血

補按：厥陰肝爲風木，經熱外來，其初大合厥陰，脈環陰器，故先受病而腫痛也。肝無補法，而妊娠則藉血養胎，肝已藏血之臟，又不可以過傷。此柴芩荊銀，先疏風清熱而和肝也。地芍知麥，或酸之或甘涼，以滋陰生液。歸地山藥，或苦溫或平濇，以固腎而和營。杜續強筋，以去腰膝之痛，使無痿足之患。即備各門此方，多服數劑自痊，毋使外科用藥太過，傷而又傷也。

妊娠肛門腫痛方論第六十七

全書：妊娠肛門腫痛，乃手陽明大腸風熱所致。

肛門腫痛

大腸爲肺之合傳導之官津液主之肺有熱移于大腸故肛門腫痛臟先病而後腑病也然吸門至魄門皆肺所主有熱大腸亦上于肺故出門腫痛吸門亦干燥飲食難下腑病而臟亦病也治當清金潤肺以安其臟降火清熱以潤其腑更宜壯土健中使脾能爲胃行其津液臟腑俱安肛門自無腫痛之苦矣治須要炙宜通幽化熱而

秦艽（去濕除風） 犀角（入陰分去血中伏火） 槐花（治肛門腫痛） 枳殼（寬腸破結） 白芍（斂陰止痛） 地榆（炒黑涼大腸血） 元參（統領樞機上下而清肺火） 生地（涼血清心） 麥冬

滌胃開心　知母瀉胃生地　花粉除下中二焦血熱瘀　連翹散心火退熱　益母草安胎行中有補

補按：內經北方黑色，入通于腎，開竅于二陰。蓋胃主納水穀，而腎乃胃之關。前陰利水，後陰利穀，並大小腸乃腎之關也。熱結太腸則小水赤澀癃閉，腸之經痛熱結腑則大便閉結，肛門腫痛。是二陰腫痛皆由腎水衰弱不能制火故也。但肛門會厭之下，即七門中之幽門魄門也。肺主氣，吸門至魄門皆肺所統攝。火性炎上，肛門腫痛乃肺熱下移，降而不得宣泄，則勢必反而发上喉痹咽痛之病生矣甚方地黄知母麦益母滋肾水以制元火犀秦槐榆又治肠痔止肛门之痛粉翘清泄经之热以救其餘邪元积入太阴本经以浚其源则下焦之积去除而脏气安矣

妊娠五更泄泻方论第六十八

今有妊娠每日五更之时必起泄一二次者此由命门火衰不能运化水谷书中谓之肾泄治宜益火之原以消阴翳大补脾胃而又不可利小便及泄胃气致伤脏元或其人素患脾虚

飲食減少，受胎之後，血之虛生內熱，熱甚渴引飲，內水漬溢，土衰脾而惡溼，溼甚則成泥岸，命門之火不能熏蒸，是以五更泄瀉，宜安服神應丸。

補骨脂一兩鹽水炒　肉菓二兩麵裹煨　山茱萸二兩去核　扁豆二兩炒去殼　大熟地四兩砂仁酒煮　菟絲二兩酒浸　白朮四兩土炒　木香半　山藥二兩炒　杜仲二兩鹽水炒　生姜四兩切片　大棗八十枚去皮核，合姜片煮一晝夜，去姜　神麴四兩炒磨，篩極細

合蜜煉入前藥，并棗肉共搗為丸，米飲或酒任無時服七丸，日二夜一。男子患此并用俱效，男子名加味神應丸

補按：經云腎主二便，左尺虛則宜補陰，所謂壯水之主以制陽光也；右尺虛則宜補陽，所謂益

五更泄瀉

火之原以消陰翳也壯火食氣少火生氣少火者命門之火也人無此火則水穀不能運化猶置水于釜而無薪以燃之物安得熟要安能以清其源血為主其營清其白术健脾甚統言安胎之法今五更腎泄乃命門火衰又非清其源血所能一例治也況泄久則脾腎兩虛先天後天之本俱傷勢必飲食減少肌膚消瘦水穀精氣盡從泄瀉銷矣又何血以養胎其方骨脂肉菓補命門之火為君熟地甘苦溫以養血术菜苦溫平脾以健脾為臣茱萸酸澀以固腎

木瓜辛温以運氣，扁豆甘淡以利水，姜、枣一辛一甘以和榮衛，佐〻成巳以成功，神曲、橘紅化滯達脾口，又使則大腸而土强，飲食進而血長，胎安而世止矣。

妊娠不能寐方論第十九

不寐

今方妊娠逢夜不寐，由乎少陰膽虛而病。肝者將軍之官，謀慮出焉；膽者中正之官，決斷出焉。胆虛則怯，怯則不能寐也。膽熱則神光照外，寐則神氣光明；膽實熱則多眠睡，虛寒則不寐。與傷寒懊憹，躁煩不臥，不同。傷寒煩出于心，躁出于腎故或起卧不能安枕目雖瞑而不能寐令甚膽血耗虛而心有恐惧將卧更甚如人將捕之也連夜不寐則神傷神傷脈必上逆將卧無陰潮或血脱或是卧時有虛熱令人少寐經云胃不和則卧不安宜温膽安神散

茯神 遠志 人参 麦冬 甘草 棗仁 白术 石菖蒲

茯苓 白芍 生地 當歸 元参 貝母 竹葉 辰砂

按東方屬春春之爲言蠢也乾元資始坤元資生皆以甲木爲根基而後夏火長夏土秋金冬水以次而生膽爲甲木木味酸膽汁苦

若夫心木火相生之義肝藏魂心藏神膽虛則心火無所寄而神散則肝木無所輔而魂離但人于晝則目開而動作響靜則目瞑而安息此其常也若違夜不寐則神不守舍魂離其臟必至脱陰目盲瞪而動而不安且人之寢而寐也其神光由巔頂而上越上至九天下入重淵喜怒哀樂之情夢幻怪異之物俄頃之間身與之接口與之言醒後猶能記憶此何物乎心之神也肝之魂也膽虛則無于取肝之斷而魂何于藏膽虛則無于取心之安而神何于守目之能

瞑睥主之邪胞屬脾目之不能寐則心與肝主之也是方參神麥冬遠志以安神茯苓血通胃氣以交心脾芍地蒼术草元參以清熱補血固腎氣以安臟而菖蒲以寧辰砂滌以清心重以鎮怯皆臣佐使也

妊娠乳自流出方論第六十

全書妊娠乳自流者謂之乳泣乃手少陰心手太陽小腸二經虛熱不能管攝經血所致蓋十二經按月養胎惟心與小腸二經之血上爲乳汁下爲月水而乳頭屬厥陰乳房

屬病的心與小腸血去則乳自流厥陰肝木不能藏血故乳藏閘而滲溢也急宜安心斂神若日久不止生子每不育可服十二味湯

黃芩　黃芪　陳皮　烏附　人參　茯苓　白术　甘草　川芎　當歸　白芍　熟地

按乳即血也兒在母腹食血以成筋骨出母腹食乳以長肌肉未產而乳自流則無以蔭養胎元而子生之後根基已虧既生長之氣先泄也某方四物補血以黃芩配之涼血清熱而安胎四君補氣以黃芪佐之益元氣培元而安胎然參术之補

乳自流

氣太峻遲以陳皮恐滯熱之補血太滯行以和附氣行則肝經之鬱自開而火自降必與小腸二經之氣血得補而虛去自除則血歸經而氣自止矣

妊娠胸痞方論第八十一

金方妊娠胸痞者由寒氣客于臟腑陰氣上衝胸心下脹滿胃脘作痛飲食不進經曰臟寒之生滿病是也治宜溫中和胃除滿去脹為要佐以養血安胎則痞自愈蓋滿而不痛痞也所謂濁氣在上則生䐜脹無形之氣病也滿而硬鞕之實而痛者結胸也內有積寒必互生

冷熱塞中焦之血病也宜理氣湯

人參 茯苓 白术 甘草 當歸 白芍 枳實

枳殼 木香 烏藥 香附 陳皮 砂仁 桔梗

按胸膈痞滿由婦人素有冷氣重以寒之犯胃宿冷與新邪相搏更娠之後經血閉而養胎体質更弱飲食失節痰飲搏積胸中甚以痞滿而是病也治宜先去其邪以辛溫辛散辛涼之劑溫中除滿不加甘溫苦溫之藥固本安胎痞滿自除甚者參芪术草以益元氣當歸白芍以補陰血木砂陳附運氣散之桔梗去胸膈之滿

胸痞

烏藥順中十二陳之氣積聚積聚上下不消也
滯不移無形者上散即有形者斷除經曰有
故無頭亦無頂也

妊娠頭旋目暈視物不明方論第[illegible]十二

夫妊娠頭旋目暈者並視物不明腮頸顋
項強體倦核皆係膏粱富貴之家過于護惜
身體厚衣煖閣遂食辛辣之物加以性情執
拗不時暴怒肝臟虛生風充入腦（腦府主風故先病）風火熱
搏傷血動脈虛甚則頭旋轉目暈黑視物不明
（目得血而能視風火耗血故視物不明）腮顋頸項之間此皆少陽胆經所過經

絡在高者越之令風熱不得越出以結核而腫也再加從癰生危在須臾即病愈後一切炙煿油麵辛熱及毒物鮮味房勞皆忌如不守禁兩目以至失明宜去風四物湯

荊芥 防風 川芎 羌活 紫蘇 白芷 甘草 蔓荊子 薄荷 白芍 天冬 甘菊 生地 黃芩 陳皮 蒼耳子 黃連 桑葉

補按三陽經皆上至于頭白額下鼻及耳前後口之左右兩目者肝之竅也風熱客于三陽傳厥陰木火之勢上行頭面則頭旋轉如坐舟中

頭眩目暈〻視物不明

致目視物不明時有黑暈內肉攀目外來之
風熱與內臟之積熱交攻衝突或隱或顯或頸
項突髓結核皆風熱之所流注所開竅于目所
臟壅熱熱則和火妄行五臟之精華皆為風熱
消爍陰精損而伏火甚以視物不明也不急去
其風熱熱必瘀隨火陽氣逆升上腦動通心
危在旦夕甚方荊芥防羌芷菖蔓蒼朮以分
若經之風熱而蔓荊蒼升上達巔頂以止頭旋
荊芥白芷散行面頰以清風勝濕滿芳走竅以清
熱養血當連明目去障附陳利膈順氣通散

肝鬱夜汗則引諸藥通行十二經以疎風而固表茶葉苦寒下降使通心降火頭旋目眩自止急則治標緩則治本矣

妊娠水氣成腫方論第七十三

全書婦人受孕數月後氣客于腸胃或水飲停于胸腹致傷衝任二經血脈四肢浮腫腹脹大彈彈空空然有聲重按則肌膚凹陷移時乃平久則胸滿氣喘胃納不思病將成蠱胎氣遏窒不安此非胎氣胎水可作一例治也行水去脹消氣除滿恐有傷胎宜溫經散寒壯土健中則脹自愈宜

水氣成蠱

加味三命丸 氣虛出蠱 命重治之

附六味丸 減去萸肉用

附金匱腎氣丸 去牛夕山茱附子 加杜仲車前腎邪自當

白朮黃芩香附廣皮

補按臌之為言鼓也又曰蠱也鼓形中空外堅叩之有聲脹則聲高潤則聲緩有惡溼壅脹之義蠱字三虫食血易卦蠱之為言壞也夫方書瘋癆臌膈四症死不治蓋欲補正則邪愈熾驅邪則正愈虛況脹在腹中正為太陰分野腹脹而堅氣急而逆脹無存息之處水欲潰

溢流注于肌膚皮肉筋脈耳和之氣壅塞於
理隧道丹田之上氣海之下非空氣即停飲胎
不得安丕方六味去山茱倍澤瀉茱主濇而澤
主利也胃氣丸去牛膝附子牛膝性趨下附子
恐其僭上也車前利水而不泄腎氣肉桂溫經
而不傷陰血佐以澤瀉之鹹茯苓之甘淡則行水更
力再加歸朮之辛若溫則散之倍提有白芍黃
芩丹皮之酸苦之瀉火導溼有廣皮香附之辛
苦溫利氣除脹則氣下降水下行腳腫消而胎
自安此然之理也

又補空氣無形以歛有形無形者温之則解有形者非逐之不去經云在下者因而竭之是也金匱腎氣丸原係治臟之神品上藥但附子太走熱陰先因而有損其滋性善下行恐有墮胎二藥切不可用加歸芍養血和榮茯苓术清其源血附康行陽清臟病去則胎無驚方之心識有深意

妊娠陰吹方論第七十四

全书妊娠陰吹之病子宮內胎之有聲如失氣之狀聲亦自常不絕先有腸氣臭液出流陰戶

然後有形。此係足少陰厥陰二經血虛所致矣。久不治，必致漏，而半產。宜當歸羊肉湯。

羊肉（一斤，水煮爛如稀粥） 當歸末（二兩，酒炒） 山藥末（二兩） 白术末（二兩，土炒） 砂仁末（一兩） 杜仲末（二兩，鹽水炒） 白糯米（一升）

合煮如食粥，以日三服，夜一服。若嫌味未善，或暑天味變，搗成餅，曬干，再磨，蜜丸。每服照日二夜一服。

補而化氣，陰成形，陰本無形，今陰吹而氣响，乃命下陷，入陰戶。子宮為養胎之所，腎不能攝血，肺不能主氣，並以血中之氣有時而泄，赤白二帶相併而下，肝腎二經虧也。人身之有形者，舌、喉

陰吹

言鼻能嚏太陽能下氣逆于肺病則咳嗽鼽鼾有聲令魄門之內陰户之中忽有氣作响非虛而下陷而何是方羊肉補形人參補氣主治雖異功用則同羊肉甘溫能補陰血配胃脾白朮之苦溫和營健脾山藥杜仲之苦澀固腎益精砂仁之辛溫糯米之甘緩和中益胃即無病之孕人亦宜日服況有陰吹之病者耶

妊娠傷墮方論第七十五

全書妊娠墮墜原因不一經云地之墮氣感則害人皮肉筋骨脉絡蓋胎之來頭先受之墮

之來也足先受之甚以受濕則足跗腫腰重偏倚骨節痠痛下體自汗之人衣被多汗所蒸又濕而衣濕氣散于皮毛邪遂入經絡此皆因外受也至于命門火衰脾土虚弱停痰聚飲漬溢腸胃之間久而生濕濕久生熱此皆因于内者也内之濕與外之濕氣相併變成黃疸或腹脹腫而體重不能屈伸如坐水中孕婦患此必致腹脹腫宜服升陽化濕湯

蒼术 白术 羌活 茯苓 赤苓 黃芩 防風 防己

柴胡 澤瀉 廣皮 香附 遠志 車前

燈心

補按西北地氣高燥東南地氣卑濕人民多食魚鹽況湖江吳越之間沮洳傍濘洲渚聚濕三春霪雨九秋海霧濕氣熏蒸害人匪淺或居高山深谷而瘴氣連亘能生濕毒男子涉之或因遠行負重而腠理開泄邪從汗出孕婦在閨閣之中育蠶繰絲正逢霉雨時序長夏濕土司令或冒雨採桑或依籠居宿處或使臥濕地或久著汗衣濕邪所傷已非一日再加因渴引飲留聚脾胃脾土無運行之區州都失氣化之常濕毒失溺變黃變痓甚則濕聚欲傳脾胳

膺賁子亦難保母能得生乎是方二苓二朮去濕健脾苓柏清熱何大防風去身半以上之邪防己除身半以下之濕澤瀉利水水利則濕下流厚朴行氣氣行則濕不壅杜仲入腎引苓朮以安胎未有濕去脾胃強而胎不安者也

妊娠怒動胎血暴下不止方論第五十六

今婦妊娠憂胎之後怒氣傷肝以致胎血暴下不止宜清肝涼血以固胎元不可驟用參芪補氣使肝火因補愈熾況陰從乎陽血配乎氣氣升則升氣降則降氣條則血耗氣和則血安肝火清則

怒動胎血暴下

血歸經聚而養脈可服和肝散

當歸 赤苓 山梔 知母 青黛 薄荷 麥冬 龍膽草

花粉 元參 杜仲 白芍 生地 羚羊角

補按 肝主怒厥陰風木之臟相火寓焉古云肝無補肝經則和之清之次則抑之平之甚則伐之瀉之觀先哲主方命名之意可知矣但人要乎之後諸經之血皆因聚以養脈茲具怒傷陰脈血下而不止則肝之所賴以斂母之所賴以養者皆枯且固乃養而隨無擾也是方柴胡梔黛羚羊角清肝火疏肝氣元參清肺知母滋腎地麥定心

神粉蒼除肌表腸胃之火，金旺則制木，水旺則制火，心君安則相火自退，而杜仲直達腰腎，引諸藥以安胎也。

妊娠悲哀過甚胎氣上逆方論第七十七

悲哀過甚胎逆

今妊娠思遏，兒衰長大，故悲哀太盛，以致胎氣逆上。蓋心主喜，肝主怒，與驚，肺主悲，腎主恐，脾主憂思。喜則氣散，怒則氣上，悲則氣結，思則氣鬱，恐則氣怯，驚則氣亂。經曰：悲哀動中則傷神，神傷則心系急，心系急則內熱，口干，夢寐不寧，煩燥不臥，此血少而胎氣上逆也。治宜安神養血，令食諸味

以和胃節哀情以寧肺則氣自下而脈自安矣

可服全生止逆湯

麥冬 建梔 茯神 棗仁 貴苓 百合 茯苓 石菖蒲

香附 廣皮 白芍 生地 天冬 辰砂 竹葉

補按人之七情惟喜無逆所欲一生不能多得其餘怒憂思悲恐驚皆足以傷氣而成病悲哀過甚則肺氣急迫而不歸心神恍惚而失守魂魄俱離陰血耗散甚以脈氣上逆而不安也且號呼搥擗耗氣傷形久則食不知味昏不省事病生不測豈獨脈不安而已乎是方二神苓二

棗仁安神定志，芩芍地歸清熱涼血，附廣和氣止逆，竹葉清肺，門冬百合潤肺燥，辰砂能怯，以菖蒲開竅，立方之義深矣。

妊娠憂鬱不解血虛胎燥方論第五十八

今為妊娠憂鬱不解，以致陰血衰耗，胎燥而萎。盖憂鬱則傷脾，脾傷則飲食減少，水穀之氣不能運化為血，無以養胎，則胎燥，燥則萎，萎則墮矣。治宜大補脾胃為主，佐以開鬱之劑，宜大補脾丸。

人參　白朮　當歸　熟地　白芍　甘草　茯苓　杜仲
黃芩　廣皮　香附　砂仁

憂鬱不解血虛胎燥

按經云飲食入胃游溢精氣上輸于脾脾氣散精上歸于肺通調水道下輸膀胱水精四布五經並行是血也水穀之精也故曰榮出中焦胃主納脾主出大腸利穀小腸利水腸之清者爲溺由小腸出腸之濁者爲屎由大腸出氏水穀之精華則化而爲血心主之肝藏之脾則生化之原也婦人性情多怒遇不如意事則憂積不解不語則傷脾始則食少發倦面黃或晄白肌肉消瘦延久則經閉血枯卵受孕後無血育胎胎必墮矣如花果之巳實

而病既治宜大補精血則胎易長故曰補陰血自長所謂母病治母而胎自安此之謂也是方四君以補氣四物芎歸以養血苓朮清熱去源血佐以木香川芎砂仁行氣開鬱而採以補陰安胎主矣

主校曰宜補陰丸

妊娠胎瘦不長方論第十九

全書妊娠自一月以至十月十經之血按月養胎蓋男女精血和成胚胎漸生外腎形陰而繼則手足肌膚毛髮五官百骸以次而具迄于成形然後分娩詩云誕彌吉月謂終十月

胎瘦不長

已既也者經聚血充養胞元何至胞而不長治法用此方名者何藏脉專以補脾生血方主益胎胞由乎母血不足也母血之不充由乎脾胃之衰弱耳可服三才固本膏

天冬斤　麦冬斤　熟地斤　生地斤　當歸斤　白术　茯苓　人參各斤
黄芪斤　杜仲斤　右藥熬人乳牛羊乳各一盞
白蜜一斤和勻再熬滴水成珠白湯送下

補按天有五行金木水火土人有五藏心肝脾肺腎必十月滿足而生少一二月即謂未足厥陰乙木肝足少陽甲木膽手厥陰丁火心

包絡手少陽丙火三焦足太陰己土脾足陽明戊土胃手太陰辛金肺手陽明庚金大腸足少陰癸水腎足太陽壬水膀胱陰陽先後藏府倡隨各以血而養脈以終五行循環之任手少陰心與手太陽小腸一藏一府上為乳汁下為月水衝脈所會之血不與各經之中有一經脈損則其月養脈之血不能充滿衝會血少脈形遂瘦不長金書云謂皆由脾胃之衰弱此正本澄源之論丹溪所謂心統諸經之血脾為生化之源肝藏之氣曰職陰血之生日耗肓

貽之長安可得乎是方大補氣血以三才之
中分主佐更有深義焉人乳牛乳羊乳者以
血補血同氣相求之義也

陳素菴婦科補解 下

口鼻黑氣
心煩腹痛
惡露乍來忽斷
陰蝕
二便不通
大便便血
腰痛
血塊
腳氣

渴
腹脹
咳嗽
便數遺尿
溲淋
頭痛
兒枕痛
遍身疼痛
寒熱往來

口干痞悶
惡露不下
玉門不閉
遺糞
腹痛
心痛
疝
兩胯痛
虛喘

四肢浮腫
惡露不止
陰脫陰挺
小水閉
小便便血
積聚
脇脹痛
膝膕痛
自汗不止

頭汗　熱　大便閉結　瘧

痢　蓐勞　泄瀉　嘔吐

霍亂　虛羸　血崩　月水不至不調

乳汁不行乳少

臨產門 卷之四

胎前諸疾已詳列症治補輯方論矣十月期足自當分娩但或有難產異變生別症以致孕婦常虞死生反掌又宜小心謹慎因另具臨產門

臨月催生方論第一

全書催生者使氣血和調而易產也果熟蒂落花放禾之瓢名曰分娩乃因氣勢而利導之非強迫之使下也安胎宜清熱涼血催生宜行氣滑胎倘質素弱或臨產多痛以木刺佛手散

臨月催生

當主而佐以行氣消脹之藥，如本質強壯，奉養太過，起居安逸，絕無憂勞，以行氣消脹

當主而和行血補血之藥，可服催生如意散及兔腦催生丹

催生如意散　九月之後，十月之內，可預服數劑

當歸 以上二味量人強弱用　冬葵子三錢　車前子二錢　肉桂夏月不用

冬月六分 春秋不用　丁香　麥　滑石三錢　紅花二錢　烏藥一錢　生芝麻一撮

黃楊頭七個　枳殼七分 虛人減半

兔腦催生丹　胞破見紅方服

麝香每丸用三厘　丁香　肉桂五分　百草霜三錢　帶淨兔腦性子二錢

兔毫一兩　臘月兔腦一個　紅花一兩煎汁　蘇木一兩煎汁

冬葵子一兩

將紅花蘇木汁和兔腦同前藥作丸，每丸

計重一錢，砂仁五分，存生薑三片，煎湯化服。

補：上古聖人凡在妊也，有所見所聞，若絶嗜慾，

慎滋味，屏慾節勞，慎外感之風邪，無淹滯

之氣血，故凡彌月而産也，不坼不副，無災無害，又

何暇病之生，頼藥餌之調治哉？今世之人，既

孕而交合，或恣食肥甘炙煿，或恃性暴怒，或

過于安逸，好睡久坐，未産而病，或偏勞無度。

臨月催生

助肝火或損脾胃或虧腎水或聚瘀沫于陽胃之間，是以有難產之患。先哲有云：難產每富貴之家驕淫之婦。誠哉斯言也。是方用桂丁辛熱以行血破血，烏藥紅花以行血順氣，通其壅滯，枳殼以寬腸，冬葵滑石芝麻以滑胎，車前利氣，蓋佛手散也。產人難產則倍加大劑以助行血氣，或專用二味作湯，入生芝麻搗碎頻頻服之，則胎自下而子道不艱澁矣。

次方丁香肉桂其性辛熱，血熱則行，冬葵其性其性走下，胎滑則易生，枳殼寬腸。商山道士附進依仍公子藥也紅花蘇木入血分破血使無凝滯芎藭由火結成性溫能行血兒生胃而生吐而喘產坐非用麝香以開竅道閉則難藥少力難以逐就身婦腹痛腰痛胞門綻急胞破見紅即兼生姜湯調下立時臨產矣

金匱又有備全丸　以難產作湯合丸皆可

陳皮一兩　枳殼三兩　川芎一兩　冬葵子二兩　益母草一兩　薑汁

生地三兩　車前一兩　急性子一兩　鹿角屑二兩　麻黃

生姜　芝麻　黃楊頭　砂仁為衣

補前催生丹麝香為君枳殼為臣肉桂為佐紅

臨月催生

荊蘇木等為使，取其辛氣開竅，辛並行血，使胎速下也。此方膝歸甘溫行血為君，冬葵急性性滑，善下為佐，陳皮行氣，枳殼寬腸為臣，益母、川芎等藥為使，專以行氣滑胎。名有定見，然不若前方穩而速也。獨麻黃一味殊不甚曉，或取其能開腠。

補余觀貧賤之家，口甘藜藿，身勞苦，若及其產也，姑婦妯娌扶掖生速。更有山野婦人，僻處窮村，雖有難產無穩婆，少藥餌，並經腹痛極險時，亦產，習以為常，不覺其苦。其因產之而頭軀者百無一二此由平時之氣盛遲動無産難淫佚之慾無厭恣交合之情胎元堅固甚以産時而生今富貴宦族奉養太過恣食肥甘貪懶身合難産之故多由于此先哲言之最切先姑祖立危臨催生如意二方一用于臨月即勞人逸胎達生二方遠甚一用于坐草則屢試屢驗起死回生識穩婆不諳之良方也

臨産胞漿先來者胎久不下方論第二

全書易産者胞水一來兒即轉身向下若胞破漿水先來或一二日或二三日胎竟不下者因漿

胞漿先來胎久不下

生此症最險由胞累及者多于道于臍胞不能下也
治宜大補氣血以助累方不可竟投峻厲剋劑之
藥耗氣損血則令難產可宜據紫滑胞散
當歸三錢 川芎三錢 熟地三錢 白芍二錢炒 丹參二錢 肉桂五分
生芪蒸熟二錢 生益母草二錢 冬葵子二錢研 鹿茸二錢 烏附二錢炒
滑胎總飲 再並蔥而燻洗產戶令氣通暢
補按嬰兒衆多在胞中九月以後會依轉身胞系
于腎臥繫于腰故腹痛腰不痛者未產也腹痛
連腰痛甚者兒欲生也但胞之內有累水養
胎胞之外有臍血纏裹胞水先來或一日二日甚

三三日腹痛而腰下子道于陰脈微大而反弦
緊上但陰虛不能生者今婦其形且損元氣衰
腹痛大補之氣血以動其精神逐瘀行血和氣滯
當是產婦精神元氣所可生若勞力不能無疵
于用其方四物以大補陰血其參逐瘀生新益母
和營養血冬葵芝之藥以活脈產之血瘀脈滯
肉桂辛走使藥性直入血分引血下行庶幾有
補于萬一云爾

臨月嘔吐方論第三

嘔吐

今有孕婦臨產忽然嘔吐或胃氣虛寒或冬月

去裡衣太早，下体受寒，致胎上逼心，氣逆而嘔，治宜和胃溫中，順氣加催生之藥，有寒者用辛溫解之，嘔止則氣降，胎自下行而易產矣。宜溫胃湯

肉桂一錢去皮減半　厚朴一錢　陳皮一錢　香附一錢　高良薑一錢
萊菔子一錢　枳殼一錢　炒黑薑五分　桃仁一錢　麥芽一錢　砂仁五分
生薑蘇一錢　炒米五十粒

補陰產嘔吐，症故有三：胃氣虛者，以溫中和胃為主；犯外寒者，以散寒溫胃為主；有寒邪而未產，產前先傷飲食者，以消食溫胃為主。

氣從上逆心以致氣逆而嘔吐頻作則上下俱虛尤當順氣温胃使胎仍下行氣順即產產則嘔吐即止矣並方朴朮半陳消食和中温經順氣桂姜行血枳殼寬腸木香破滯草蔻利竅芎歸助血氣順血行嘔自止胎易產也

臨產冷汗不止方論第四

今有產婦臨盆出冷汗不止者坐草太倉卒由觸氣之入心汗爲心液或努力太過氣虛不能固表或腰腹痛久逼迫太陰血虧腠理開張故汗出不止也不可用參芪术等固表實衛之藥但塞

胎元以致難產宜和血順氣使孕婦精神充足自無横逆難產之患爰宜催生四物湯

當歸三錢 川芎二錢 白芍一錢炒 熟地三錢 枳殼一錢 甘草二分

益母草三錢 香附一錢 冬葵子一錢 車前子一錢 肉桂五分

生芝蔴三錢 百草霜一錢

補四物重用所以補血而斂汗也當歸安則汗自止汗止心神自足胎氣下行故道而易産也草霜和肉桂辛熱甘温行血下胎枳殻寬腸冬葵車前利竅香附順氣去滯益母和血安胎當歸補者自補行者自行且補中有行行中有補即止汗可

也。催生亦可也。

臨產交骨不開方論第十五

金匱：交骨在子宮之外，篡骨之內，左右兩骨之交錯，如人手叉十指相間，正中則內經所謂是亂也。臨產則胞水淋下，交骨自開，然必胞漿滿溢，兒頭翻身向下，交骨一推始分，此之謂順產。交骨不開，由婦人平日失於調養，或臨產前勞倦，氣血兩虧，宜加料佛手散。

交骨不開

當歸五錢　川芎三錢　炙龜板一枚（酥炙研）　新鮮者佳　婦人頭髮[illegible]　生芝蔴三錢

交骨不開臨盆時最危症也然或時未至[illegible]
必先灑干急用前方大劑去瘀蓋交骨係[illegible]
厥陰盡處厥陰者肝也肝主血血不足[illegible]
結閉塞而不開乃虚弱也非大補陰血焉能
取效乎哉服鱉介骨兒峻[illegible]龜方[illegible]
之類也龜板分而開以形相感之義但[illegible]
歸芎二味補肝脈血自充足而交骨自開矣

臨產宜宜戒妄坐方論第六

今夫婦人臨產忽然坐宜宜戒即時妄坐由是泄血
之產或初產最懼或脱衣要孔或急[illegible]

瘀不必用解表止于佛手散加桂朴等溫經
去瘀可服芎歸桂朴湯

當歸錢半　川芎一錢　肉桂五分　厚朴七分　枳殼一錢　紅花五分
葵子一錢　生芝蘇一錢　即服前兔腦催生丹

補按催生丹爲臨產要藥凡有别症當以催生
爲主而于所見之症加佐治藥一二味使臨產下
再酌用如瘀滯受寒凝有風瘀之非坐草時可一旦
去也故止宜肉桂以溫經散瘀厚朴溫中降氣
而主以佛手散輔以冬葵子紅花枳殼芝蘇以
行血滑胎產後或瘀之不止則芎歸湯產後受寒戰發熱

去皮作它作去二條中參求之

臨產口噤目翻方論第六

全方臨產忽坐口噤目翻者由肝脾虛而風邪來之也孕婦平日不善調養肝脾二經受傷肝藏血脾生血十月養胎各經之血已虛加以產時坐草努力精神并于下未產則下實而上虛故口噤目翻如風之狀口者脾之竅目者肝之竅噤者翻者此極危症宜四物驅風湯

荊芥 川芎 當歸 白芍各 熟地 牙皂 桂枝 秦艽各
枳殼 烏藥 紅花 羌活 秦艽 烏藥 車前子 烏藥 生薑 麻黃各

補口噤目翻虛風之症現矣兹胎不下而反上逆則危在頃刻矣必逆于補虛又恐留而不産反致害耳是方四物補血秦艽去風因桂紅花行血冬葵車前滑竅枳殼寬腸胎下則氣不上壅壓血不逆行虛風之症可以斷絕矣

臨產泄瀉方論第八

全書臨產泄瀉因由脾氣虛弱或兒飲食過傷或新寒之邪因而泄瀉也治法于催生藥內加二三溫中和胃消食利水則泄瀉可以稍愈而產亦易不必用蒼朮補土以壅壓胎氣可服溫脾達生湯

口噤目翻

陽邪下凑下肉桂下車前子薑皮下枳殼居
君藥下黑姜少少歸身川芎下芎歸湯補血助
産不可缺
在胃惡偏是君世間飲食惡胃風寒傷生冷要
成劑治産後諸症
補接婦人體質至丸用脾臟形漸漸肥長腸胃
臟腑之間皆可至所產帶脾丸固而不脾以大
腹五太陰脾土之分野與在腹中已居十之六七
飲食入胃上輸于脾脾未未不能速化臨産時或因
妻過飲藥酒之或鮮衣飼肥之類或勉進飲食
不及消化腹成世間理或有之但坐草所急

者產遲一產則孕婦之心自安舒候可以緩治是方朴香以姜桂廣皮溫中消食而姜桂之辛甘即以行血下胎冬葵子車前枳殼利竅滑胎而車前之淡滲即以行水止阻一舉而兩得之矣

臨產胎上逼心方論第九

全書婦人臨產忽然胎反上沖心者由氣不順致胎兒先下子道干澀兒難轉身是以上逼也治宜催生藥中加順氣之藥使胎貌下則易產可服

催生順氣飲

當歸 川芎 肉桂 木香 烏藥 廣皮 枳殼 冬葵子 紅花 車前子 生芝麻

胎上逼心

補按婦人氣血虚者坐草努力太過忽然胎反上
逼必有昏暈不省人事之變蓋胎上冲必有血
血隨之惟順氣和血則胎自下其方芎歸紅花
行血和血肉桂烏藥枳殼順氣行氣冬葵子
芎芝蘇滑胎束胎氣順血和胎滑三陰具而
催生之訣盡矣

臨產子死腹中方論第十

今有婦人臨產君子死腹中或胎前患五病以
致胎瘦或生理不順坐草太遲阻塞氣血或虧
嬰不謹傷胎胎之宜速下死胎方第一稍遲頃刻

則死胎脹硬難出產門且令產婦驚惶宜朴硝急救飲

蒼朮三錢　陳皮二錢　厚朴二錢　甘草一錢　肉桂三錢

朴硝三錢　俟上藥煎好投入二三沸即服

補按子死腹中臨盆最險之症鄉村婦人每每有之貧賤之家少穩婆接力未免過時氣困或胎前有生熱病積熱薰蒸胎膺而妊婦尚未知之或藥毒內挫跌扑以致胎傷子死急宜速下死胎遲則胎脹不能下矣平胃散中蒼朮燥濕能去胞中濁血厚朴陳皮下氣朴硝可

子死腹中

以補脂且味淡性收能束之使下肉桂辛熱能行瘀血逐死胎宜論穩婆托言未産以究孕婦之心也

雙胎一生一死方論第十一

今有孕婦雙胎一生一死臨産催生之法治法何如答曰下死胎可用朴硝與平胃散此就一胎而言也若同時坐草而胎有一死一生用朴硝則傷生胎去朴硝則死胎不下治法宜以佛手散合平胃散加肉桂黑姜烏藥紅花枳殼則無傷于生胎而死胎可已隨而出矣不丢看

脹滿難產之患也可服薑桂二合而

平胃散蒼朴陳甘　佛手散芎歸　烏藥氣行　枳殼寬腸　紅花血行

桂心血行　炮姜血行

補遺胎何以一死一生此係築磕跌仆或損或不損也或受孕時父母精血有不足處故一死一生如結果有熟有偏也或火患既產兒在胞中食母之血有多寡之不同也產時生胎不難速下惟恐死胎瘀血脹大但塞子道反有礙于生胎耳按其腹半邊冷者死胎半邊熱者生胎其神明變化之法在穩婆之聰明耳平胃散可逐

雙胎一生一死

死胎佛手散可下生胎而姜桂之辛熱以行血紅
花佐之烏藥之辛降以行氣枳殼佐之稼後安
宜先下生胎後取死胎不可使產婦知之知則
驚惶恐有血暈之變

臨產　產驗歌曰欲產之婦脈離經經者常也離經者謂一呼三至而加于陰二倍一呼一至陰加于陽四倍離其經常之交也沉細而滑也同名胞系于腎沉者細者腎脈也滑者血欲下也腎臟本脈之形也見又滑利故知其欲產也夜半腹痛應分誕來日日午定知生謂子午相討也身重體熱寒又頻姙娠身体沉重者胃氣絕也体熱寒又慄頻併者陽氣衰陰氣盛也視其舌下之脈黑復青其舌下之脈見青黑之色青者肝色黑者腎色也反舌上冷子
當死腹中須遣母歸冥姙娠舌反卷上冰冷不已者子母俱死之兆面赤

舌青細尋辨母生子死定應難妊娠面赤色舌紫者氣血通母生之見者

唇口俱青沫又出子母俱死總同判青乃任脉絡絶子死之現

面青舌赤沫出頻唇口俱青紫榮衛俱絶也又口中沫出脾胃之氣漸絶紫甚子母俱死之府也

母死子活定知之然不信蓋能辨應驗者之賢哲

又産陳

唇色主産婦舌色主胎青甚死徵赤甚生機

面青舌赤母死子活也面赤舌青母活子死也

面舌唇口俱青子母俱死矣此又在十産之外

下産母死生之比脾之營在唇四白脾之液在沫沫

出口不能收脾土先絶矣

双胎一生一死

補按十產之名已詳列在前前所録之言秘訣一篇乃是臨產時驗子母死生之法大約面色及唇口之青赤以決產母之存亡舌下青赤以知胎之死活舌青色乃是心腎脈俱絕胎上冲心故也唇口青色乃是營衛俱散胃氣先絕故也此理顯而易見于望聞問切四法之中止用望色之一端而已臨盆在目矣

産後衆疾門 卷之五

全書懷妊十月已足催生下胎無難産之患矣然産後調理不宜小心謹慎以氣血兩虛周身筋骨動搖外感與內傷易于侵犯況瘀血留者尚多新血生者尚少玉門未閉産臚未合七日內致病最易另立産後衆疾門産後以百日為準在百日內諸病皆從産後氣血兩虧參求用藥即有傷寒傷食等症亦宜補以氣養血藥中略加見症從治一二味為正論不可全用峻削攻伐致成蓐勞産怯之症尤忌

宜源疏瀉之藥使瘀滯凝結癥瘕腹痛宜
無從來男室勞無咳嗽所由來也

產後胞衣不下方論第一

令方產後兒已生而胞衣不下或兒生後產母
体瘦不能用力經停之間外冷氣乘之則血道
阻澀或惡血流入胞中衣爲血所脹滿故胞衣
不下也故治稍遲則胞脹上冲心胸疼痛喘急
氣悶而死宜逐瘀奪命丹

益母草 白芷 澤蘭 甘草 冬葵子 生地 丹皮
干姜 肉桂 蒲黃 附子 赤芍 當歸 蒼术 牛夕

補按：胞衣不下，敗血脹滿，則不下。須臾之間，衣上
搶心而死，產後最險之症也。是方芎、桂、附子辛
走以逐瘀；蘇木、歸尾以行血；白芷、南星之燥，可
以燥胞中之水；冬葵子之滑利，下行可以使
胞速下。益母、澤蘭、蒲黃、歸、生地、丹皮、赤芍，又能行
血。蓋血破血，胞中無瘀血堵塞，則自下矣。蓋
兒之臍帶繫于胞，急斷之，恐胞衣縮入產門，
瘀血脹大則難出；不急斷之，則兒在產盆中
為風寒所侵，臍風撮口、天吊諸症，又危在頃刻，
不可不慎也。細辛、甘草、南星、白芷可去之。甘草緩中，南星
性燥，白芷乃風藥，與此症不甚關切。

胞衣不下

産後血暈章方論第二

夫治産後血暈者因敗血沖心故也産後惡露乃胞内瘀血及裹胞所累一産之後即宜保生錠子及桃姜湯以逐瘀血生新血猶不謹則胞冷凝衣于胞門惡露不下而上逆沖心則交暈厥四肢冷汗口噤牙關緊甚至不開宜桃姜湯及琥珀保生錠子

桃姜湯

桃仁去皮尖研 二十粒　干姜五 緩炒炮　當歸五錢　川芎五　黑荊芥五錢

紅花三分　澤蘭三分　炒黑豆百粒　童便一盞

產婦三日內最險之症有三敗血沖心則血暈沖肺則交喘氣急沖胃則嘔吐脹急甚或交織俗名呃忒織當作熾以氣不下行而反上逆心藏神主血產後氣血兩虧心神已恍惚不定夢寐驚恐乃敗血未盡沖逆神亦之散失氣主宰遂昏暈不省人事非辛熱之藥安能以逐瘀桃仁干薑紅花澤蘭味雖辛熱而性不猛佐以黑荊則入血分配以黑荳風熱者去加以童便清心安神而芎歸二味所以生新如牙關緊閉先調保生飲子服下即甦

血暈

產後血暈有虛有實有冷有熱並虛而暈熱而暈者十之六七實而暈冷而暈十之二三也產後不娩後陰血暴亡而氣亦隨神無所養心為一身之主血則安失則煩躁不寧故發昏暈卒然人事不知此虛症也亦有血虛陰火載血妄行上逆神不能安

血熱乘虛而發上故發暈眼生黑花頭目旋轉如坐車舟也更有風冷乘虛客于胞門子戶瘀血結成硬塊攻塞心胸則不但發暈而且按之極痛此虛為本而實為標急則治標其

用辛温行血之藥以逐瘀，去之遲則不救。人之一身，心藏神，肺藏魄，心爲神明之主，肺主氣，胃爲水穀之海。肺居至高而最清，纖毫濁穢皆不可犯。血，陰類，敗血乃可去而不可留之物，宜通不宜瘀，宜下不宜上。並瘀而反然冲上者，虚火隨氣而上也。入心則神無所依，入肺則痰爲之塞，喘急所自來也，入胃則阻水穀出入，則嘔痰入則吐，久則胃氣則敗，變呃或黑氣見乎口鼻。三者皆不治之症也。

全方 琥珀保生飲子

血暈

琥珀二錢研細 肉桂一錢 五靈脂二錢醋炒 生蒲黃三錢 丁香一錢

延胡索一錢 紅花一錢 香附醋炒一錢 大黃酒蒸五次陰乾二錢真丁飯麴二重三次錢

血暈虛用佛手散實用荊芥一味散童便服

補按本草琥珀色赤入手少陰足厥陰血分

能消瘀血破癥瘕定魂魄肉桂大熱行血消瘀

五靈脂甘溫散血通閉蒲黃生用通經消瘀丁

香辛溫開鬱去脹治胃寒呃逆紅花色赤辛

溫少則補多則行香附辛溫行氣開鬱理氣疾

滯氣大黃破瘀血推積去滯有斬關奪壘

之功但煮則性上行凡敗血之沖心沖肺沖胃

及傳蓄上中焦者皆可救之又以飯甑上蒸
則得穀氣一切糯膩之性皆緩而有功不傷脾
胃處方以保生命名誠奪命回生之制也如血
虛極者並佛手散調化服之虛火引上血
沖上而逆者並一味荊芥散調化服之

奪命丹

附子一枚（酒泡 去皮臍） 丹皮一兩 干漆一兩（炒烟盡） 大黃兩（酒蒸）
右四味共爲末以醋一升熬成膏和藥丸
每丸重五分每服三丸急用五丸溫酒吞下
醋能破積引入肝經血分也

血暈

補按前方棄味配製穩當此方太峻附子大辛大熱之性走而不守大黃大苦大寒之性降而不升加以乾漆辛温之性急而不緩丹皮辛苦功專破積通經入附子乾漆棄中則全無和血涼血之性矣惡露滯結阻隔上逆者用一丸服之不可過劑也喉中氣急而喘似有逆勁瘀血入心按之硬痛生姜三片煎湯化下最妙以乾漆行中有補大黃經之五次已去苦寒之性過半矣胞衣不下亦可服之

產後氣喘方論第三

今方産後气喘者由敗血冲肺九死一生之症也肺主气司呼吸乃手太陰經至之臣位至高居心上其臓清虛不容一物今敗汙血未虛由下而上奔冲入肺則面黑发喘最險難治急宜奪命丹或琥珀保生脫子急並宜二喘保肺湯可救一二

肉桂分 陳皮分 紅花分 乾漆分炒烟盡 當歸[illegible] 澤蘭各
黑荊芥分 川芎八分 生地分 蒲黃炒分 赤芍分 桔梗 童便 黃酒引
葱白同搗 薑汁 敷肺

補按産後喘有不同有或胃風之而喘者有 氣喘

飲食壅結中焦，地道不通而喘者，有坐草努力勞傷元氣，氣虛而喘者，有陰血暴亡，虛火炎上直逆犯肺金而喘者，此皆輕而易治。惟敗血沖肺，面黑發喘，最危難治，蓋非麻黃、杏仁、葶藶、蘇子、甘桔之類所能去其病也。去其敗血，使肺竅中無些些穢濁停留壅滯，則喘自息。奚甚方用蒲黃、紅花、乾漆以逐瘀行血，而以肉桂輔之，澤蘭、荊芥以去產後之風熱，荊芥達之[illegible]澤蘭有[illegible]下節以陳皮之苦辛溫佐之，加四物以養血之標本，則新生之人得復。

姜葱者引以入肺也
按産後旬日内新血未生元氣未復若虛火上炎
擁瘀射肺肺主氣肺葉各竅爲敗血所塞
呼吸不通因而變喘非導去敗血則喘不止而死
矣若感冒風寒必更變出頭疼氣粗息急
齁齁有聲停滯飲食必更變出胸膈脹痛
惡食食下即嘔喘急異常出手搖塌元氣虛
變喘必面色青白頭額冷汗微逆飲食火炎
上逆必面色浮紅不能伏枕內出口燥喘不急而
有聲以上喘症外感者清之內傷者補之皆

氣喘

重產後藥，元虛者溫補之，虛火上炎者養血滋陰以制之。七日內必須重產後藥玉露。敗血沖肺變喘，九死一生，不可不急急救治也。

產後變噦方論第四 即呃逆

全書產後變噦者，由敗血上沖入胃，逆胃而水穀之海，飲食入胃，上輸于脾，脾主納而不出。若敗血貫入胃絡，則上下不通，陽氣降，陰不升，或天地否塞，則變呃，或一刻二三聲，或連聲不已。凡病變呃必危，宜安胃湯。

蘇木錢 紅花五分 丁香五分 延胡索五分 川楝 鬱金各錢

桂心半 沉香半 大黄酒拌炒 或加桔梗半
外用蔥葉生搗炒熱按臍下，或炒食鹽升許
熨之。

補：胃與心肺俱居上焦，脾居中焦，肝腎居下
焦。食入胃則胃實而腸虛，下則腸實而胃虛，
及水火蒸蒸之，則水穀之精者爲氣爲血，其濁
中之清者爲溺，由前陰出；濁中之濁者爲大
便，由後陰出。故曰胃爲水穀之海，而腎則胃之
關也。若産後氣血已虧，水穀之運者尚少，胃
氣本虛，敗血上沖，突入胃口，血與水穀相搏
呃

氣不宣通，輕則嘔吐，重則呃逆，甚或敗血停
留，硬脹作痛，惡露既不能下，水穀又無可
進，上焦之道也。茲方蘇木、紅花以行瘀血，丁
香、桂心、廣皮之辛走，佐使速行其責以滌
猛逆，穀芽以溫胃，則上行入胃，沉香之苦溫佐使速
降。大抵散瘀逐上焦惡血，瘀去則胃安，故
名安胃湯

產後中風方論第五

全書產後中風有二：有形氣不足，病氣有
餘，卒中風邪者；有陰血暴竭而氣不能御

外感風邪皆虚而中者總由新産之婦氣血兩虚外邪易襲故並兆名中風乃外感之風非肝虚生内風之風也外感之風與内生之風相併之病形如實之病因則虚治宜大補氣血畧加一二祛風之藥可用加減續命湯

秦艽 當歸 川芎 續斷 丹皮 鈎藤 防風

黄芪 人參 阿膠 麻黄根節有汗用之

補産後中風如癇狀目反上視肝主目肝虚而風邪中之本經故上視而睛不轉唇口喎斜脾之營在唇脾虚而風木侮之故喎邪為不正也

中風

齒噤不語　齒屬腎　心主語　故子母俱病也腎子肝母
心母肝子背張項直　項背脊俱屬太陽膀胱經脈
所過　風邪直入空竅之臟　故背項直張而脊痛
也　手足筋攣　肝血虛不能養筋　風為陽邪主
燥　脾主四肢　故手足俱動或不動　不能屈伸自
痛也　肝藏血　產後下血過多　此臟一虛　故內風
生　而外風易中也　蓋不大補氣血　則內生之風何
由得滅　不加一二治風之藥　則外襲之風何由
可去　是方參芪以補元而使衛行脈外以固
表　用佛手散加續斷阿膠以補血養血使

營行脈中以生新納泰陽氣以去風麻黄節根以止汗氣血虚者易汗汗出而風乘之也

按前証雖甚危險枕可治而復生如樁頸作牛馬叫身反折瞳神上竄絕不寤精汗出如雨兩手摸空經血反崩漏而不止者十無一生前証七日外即用前方主治若七日内則之存和一二味去惡露之氣七日内惡露未盡風寒血結滯經絡之間血行風滅矣

産後痙症方論第六

金方産後痙症由新產去血過多是厥陰肝

痙

經虛極筋無所養，養之故仲景云有汗者爲柔痙桂枝湯，無汗者爲剛痙麻黄湯。但産後亦痙，與傷寒治法不同，此大補氣血爲主，宜養血潤筋湯

當歸身　川芎　有　熟地　炙　鈎子　丹皮　云秦艽　子
防風　杏　生薑　云　白芍酒炒　桑寄生　云

補者賈有言新産去血多汗出中風亦痙，十常八九，蓋係中風治之，則百無一生。蓋去血多則陰虛，陰虛必生内熱，熱極生風，或有汗或無汗，或手足抽搐，或腰背勁強，總由血少肝

虚筋失所養也，則拘攣，甚則弛縱，治宜養氣陣熟大補元血君，加玄參涼血之藥以活絡舒筋，則痙症自止。是方四物加丹皮，養血扶陰；寄生去周身之風邪，行周身之經絡；秦艽、防風以黃芪驅風固表，補其暴亡之血，欲其易去之汗，去其乘虛而入之風，養血即以潤筋，命名之滋榮也。

產後角弓反張方論第七

夫所謂角弓反張，言其形如弓體之反張，即中風之痙者類，甚虛而日深者也。弓形由內反則

角弓

向外言病人兩手足強硬而反向背直口噤汗出如氷口吐沫則不救繇由陰血暴竭無以養筋且產婦百節開張因身筋骨搖動之日內水穀漸下漸養以生新血蓋免中風諸症若強力動作勞傷氣血或月內入房風入脈門氏有病不可勝言者宜大秦艽湯

秦艽錢半 黃芪錢 肉桂三分 當歸錢 白术錢 人參錢 熟地錢 川芎八分 桑寄生錢 續斷錢 白芍錢 浮小麥炒三合 煎湯代水

補新產病角弓反張因有二有因產後氣

血虛極筋失所養燥勁而反向外有因汗出太多腠理不密風邪乘虛入諸經以致頸項背反折攣急如角弓之狀治宜大補氣血加去風固表之藥則筋柔而舒不致勁直拘急而反張矣此方以參芪去風固表為君以參朮歸地補氣血為臣芎斷寄生佐秦艽去經絡之風白芍佐黃芪斂亡陽之汗浮麥肉桂為使一以入心止汗一以溫經壯參芪歸地之力也并用于中風及痙拘攣癱瘓諸方中參酌之

產後瘈瘲方論 萬人

余於產後瘈瘲視與痙角弓反張等症亦稍輕然血虛受風筋失所養其受病之因則一也產後去血過多而氣獨盛火熱燥陰虧液燥熱盛筋絕之而拘急縱筋絕甚而弛縱之虛而微甚虛陰虛至本病而微者祗而無陰甚無根之火象似宜扶陰延而疏風清火風自外入火自內生則瘈瘲自除宜寄生

養營湯

淨鈎勾 丹皮 云苓 牛膝 川芎 生地 川斷

人參 雲苓 生甘草 白芍 桑寄生

有痰加竹瀝薑汁 多汗加黑荳

補人之一身五官九竅四肢百骸五臟六腑十二經脈皆筋爲之束陰陽經絡周環于身目視耳聽手持足行必於屈伸動作行止全賴血以營筋無血則燥而枯加以風邪乘虛外襲或拘急或弛縱即如前症角弓反張剛柔二痙亦易之耳瘈而拘急即剛痙之由瘲而縱弛即柔痙之謂也是方用當歸續斷去風活絡舒筋爲君丹芍地竹扶陰退火爲臣芎歸芪參大補氣血爲主則筋得所養而瘈瘲自除矣

瘈瘲

產後拘攣方論第九

全書產後拘急由氣血虛風冷客于皮膚入于經絡故頑痹不仁甚則拘攣筋節不能自如也拘攣比痙瘛爲易治但養血溫經去風舒絡則痛自愈宜鉤藤散

炙草 山藥 當歸 白芍 熟地 生羊肉以上四物養陰補血 木瓜 鉤藤 川斷以上三物去風舒筋行經絡 桂皮去血中風火 防風 陳

補心主血治產後去血多心神失守肝爲血藏因血去肝藏空虛不能生血產後元氣虛胃之氣未復飲食未充新血不能滋長筋脈拘

歸芎固氣藥也，然不和峻補陰血，而以去風之秦艽主甚虛氣，寒虛炙甚，方以四物養血，艽主手而佐以鉤藤以舒筋，舒筋去風，通周身關節，丹皮去血中之滯，風伏火行，風通行十二經，要之方之平易近人也。

產後口噤方論第十

全書：產後口噤，由體虛風入三陽之經，故口噤而牙關閉也。頷頰與口皆三陽經脈所屬，風邪中之，則牙關口噤，絕頰中風，治宜養血疏風，不得專以解表，而至雖有痰沫，不可用稀涎

拘攣　口噤

導痰三化等方宜疏風通閉丸

獨活三錢 川芎 蒼术 白芷 半夏 南星 草果 秦艽五錢 甘草 陳皮各

生地三錢 當歸 羌活 天麻二錢 人參 三錢 茯神五錢

澤蘭各 為一兩 和蜜為丸 辰砂為衣 每丸

重五錢 薑汁化下 遠志不應 速服二三丸

補產後陰血暴下而致發 附子三兩 經虛而

名脈而大風而頭而手開而口反噤不反閉者

是關而不開頭虛而入牙陰反從陰鼻塞去

方白术 秦艽 當歸 枳殼 天麻 皆能行四肢之間

手腳之外 獨活 當歸 ... 天麻 ... 生

新產神安心腎前通寒風自清血自充矣

補　新產之婦最險之症有三一曰敗血攻心二曰敗血下歸三曰敗血沖塞胃脘至中風發痙角弓反張瘛瘲拘攣口噤各症雖危極而用藥得法猶可救治何也人生氣為陽血為陰陽能生陰陰不能生陽是以血脫則補氣產婦之氣血已虛極矣加以新產一日之內瘀留于內風邪乘于外汗多則腠理開而不固內虛則神魂散而不守至發痙角弓口噤神昏瘛瘲拘攣皆因氣血兩虛臟腑經絡受

口噤

傷已極而脈虛則生內風脈虛亦常兼風必
然之勢也用秦防天麻以去外襲之邪挑易
作也而內生之風無形可遁無迹可尋但現
痙似風證脈虛則虛而能視其形則面青色
悸神昏不汗手足拘攣搐搦四溢非大劑
參芪歸芍桂附以溫補之萬不救一也但世醫
輒于陰證用驅風活血使虛者益虛死不知
悔吾故表而出之
補按前所列中風之痙腳氣之癲癇只驚拘
都是類中論名異而病因則同痛殊而主

治則一，所謂危異而病因則同者，正人虛陰之虛而血虛邪伏者中也；所謂病殊而主治則一也。補氣血則營衛和，營衛和而外邪不得傷于經絡也。世人不知，一劑不效則易一醫，不效又易一醫，始發去風，繼求速效，不應而所易之醫則極補，截補氣血以救本而不效，所易之醫則又從標治補，逆用標本，誤施外邪之中，滋而益錮，氣血之傷，虛而益虛，漸至尫羸困極，不可救藥矣，悲夫！

補中風方論統言之也，至痙反張、癱瘓暴

口噤

抽掣皆中風所致析言之也就產中風重則變痙反張輕則瘈瘲口噤抽掣失于救治則輕者重重者死矣請推中風一症有虛中風有挾火挾痰挾氣挾食中臟中腑中經絡中血脈不同至于產後則總由氣血兩虧複傷臟腑所致治者知此則用藥治標治本可無輔一言而決矣

產後發狂方論第廿一

今於產後發狂其故有三有因血虛心神

失守有因驚血冲心有因氣怒逆至心神顛倒頭脈左寸浮而大外症昏不知人或歌哭罵詈持刀殺人因血虚者辰砂石菖蒲散敗血入心者蒲黄黑荊芥散因氣鬱者棗仁溫膽湯總于安神養血為主

辰砂石菖蒲散

石菖蒲 甲 紫歸身 生地 砂 茯神 石 遠志 白芍 炒
棗仁 炒 丹參 丹 蒲黄 黑 甘草 熟地 川芎 木香 砂仁
姜汁 竹瀝 調服

蒲黄黑荊芥散 [illegible]

蒲黄生熟各半炒 黑荊芥五分 小薊一錢 赤芍一錢 生地二錢 藕節五分

紅花八分 丹參一錢 延胡索五分 槐花炒黑 黑豆百粒

養血滋陰湯

棗仁炒 茯神去木 一錢五分 丹參一錢 遠志五分

當歸身二錢 麥冬一錢 柏子仁 辰砂另研入心孔也

補血經：手少陰心主病也，致病之由不同，總由氣血兩虛，諸虛所致，何也？心者君主之官，神明出焉，天君泰然，則不能從令，心神之安，身泰也。迨慮傷肝血虛極，肝藏魂，失血則魂無所依，心藏神，魂離則神失所守，心為火，火熾則焰高故妄狂也」亦以敗血沖心故形々神其有形々血和搏正虛邪實卒然妄狂如見鬼狀有自來矣」心血虛則孔開易蔽蔽則痰涎反合于內以阻蔽而妄狂痰入心竅狂時不休如人將補々狀」以上三症虛者補々癡者居々有驚有痰者驗々下々細閱前方辰砂膏蒲散補血安神及重蒲黃黑荊芥散逐癡為主而百表辰血在紀溫膽湯而安神定驚為主甚者癡醫瘦是以因生地以丹皮者以肝血虛則肝火上炎風火相煽狂發益加沸氏血則

發狂

火食情狂食止矣

補或問未發狂之前有服食傷滯則奈何

曰不可下下則傷陰血宜麥君加厚朴山查神曲

以清之或發熱頭痛則奈何曰不可汗汗則

竭氣益虛津液乾涸反狂益甚暑君加蘇葉

防風以散之又問發狂時大吐衄則奈何曰脈

浮而實者生沉細而短者死以陽病得陰脈

故也吐則胃敗衄則脾絕死不治

產後作見鬼神方論第十二

產後何見鬼神由心血虛而邪干之也所謂

邪者，瘀血也，痰也，火也。血與痰有形，而火無形，無形之火能載有形之痰與血而上奔，有形之痰血能隨無形之火而上逆。血衆類血虛則不能制火而上支，痰隨火湧，火上行則瘀血隨之而沖入心，甚則心神恍惚，怖畏如見鬼神也。治宜補心血，安心神，定心氣，再清瘀去痰清火之藥。果有鬼魅作祟，灸鬼哭穴三壯自愈。宜寧志膏。

琥珀（研細） 硃砂（一錢，水飛） 茯神（三錢） 棗仁（炒，三錢） 當歸（二錢） 龍齒（二錢） 熟地（三錢） 遠志（二錢）
川芎（一錢） 白芍（二錢） 半夏（一錢） 麥冬（一錢） 竹葉（百片） 丹參（一錢） 枳殼（五分）

下見鬼神

右姜三分辰砂分金箔五 童便化下蓋服

補陰四物加茯神麥冬參五安神然後甘草生

砂衣蒼母皮川大通經半夏行瘀麥冬清心

竹葉降火琥珀清逐瘀破滯鬱金入心專治敗

血攻心顛狂錯亂而行以辛溫之姜引以食鹽

之辰砂金箔心神安心血充心氣定睡大安

血不攻而食進矣

產後妄言讝語方論第十三

全書產後讝語正氣虛邪氣實也產婦去

血太多則內虛虛則敗血逆而上行逆于心脉

故譫語心脈浮而滑則痰壅浮而數則痰火然治與前症方藥大同小異治宜鬱金石蓮子飲

丹皮 生地 鬱金 麥冬 遠志 石蓮子 蒲黃半生半炒 澤蘭 茯神 志木 各重拾節

補產後譫語與傷寒譫語不同傷寒在蓄中焦食滯上焦則發譫語產後則有實有虛虛者心血虛實者敗血上擾其火譫語久不已必發狂見鬼重症難此遠方敗血攻上是方石蓮麥冬丹皮生地澤蘭清心降火除

妄言譫語

陰虛火旺痛及舌本逆瘀者積痰袪神木難治

風痰用四物湯

產後不語方論第十四

令者舌不能轉運則不語腎氣虛不能司開闔

亦不語心腎脾大腸四經之脈皆繫舌本故能

舌下產後勞傷臟腑耗損血氣不語者有

血虛者宜補血爲主間有敗血迷心竅者

胃虛火逆脾三者亦能不言皆宜轉舌湯

人參二錢 蘇方木一錢 半夏八分 菖蒲八分 麥冬一錢 棗仁一錢

丹參二錢 桔梗一錢 竹葉二十片 竹瀝 姜汁

分作四服滾酒不時溫服

補按舌雖四經分屬舌乃心苗心血一虛則舌門吸門氣不宣通故舌不能轉又心氣通于舌心氣閉則舌強不語或有敗血上侵停塞心孔則心迷如鐘磬然中空則叩之有聲有物填塞雖叩之亦無聲矣是方前二味即參蘇飲也人參補心血血脫補氣蘇木行惡血丹參生新去舊血并天冬竹瀝薑汁以行痰麥冬竹葉清心降火菖蒲開心竅桔梗疏肺氣此皆所以交氏轉而使之語也

不語

按產後不語有二三日者有七八日者有延至半年月者如唇燥舌赤面紅身熱時作笑形則悲心氣虛神有餘則笑此症屬有餘也如舌不甚紅唇白面青四肢倦惰無汗此屬不足也如二便如常飲食不減目珠有神身溫和見人能辨親疎服前方盡劑自愈蓋產婦氣血虛耗因氏虛候性血虛而生內熱熱久而引痰血上升迷塞于心竅可慮也若血不虛熱不甚痰不升只甚心虛不語則大補陰血血漸充而聲音出也若急以求愈亂投而藥無成顛癇之症也

無主似癡似醉似惱非惱欲寐而忽煩欲靜而反擾甚致頭旋目眩坐卧不寧夜則更加餓則尤劇宜天王補心丹

白芍 當歸 生地 熟地 丹參 遠志 麦冬 天冬 元參 枣仁 杜仲 丹皮 菖蒲 茯苓 茯神 桔梗 柏子仁 石蓮肉 辰砂為衣

補 恍惚心火內燥風木動搖之象也水虛靜風激之則波濤上下山虛寂風振之則橋木飄搖心神惝恍惚不定之皆肝風與心火為患也風生火心為火臟風火相扇故不安矣君火動于內相火迫于外也

恍惚

媛交暈頭目旋眩之症者因而至古方天王補心丹原治悛飲健忘驚悸諸症今用治產後恍惚乃不易方之君也

產後口鼻黑氣方論第十五

全書產後口鼻黑氣起及鼻衄者因產後氣消血散榮衛不和散于諸經不能自還故令口鼻黑氣起也及變鼻衄也緣產後虛熱變生此症此胃絕肺敗不可治黑氣將見于鼻口者何所屬經脈之海起于鼻交頞中還出頰口繞承漿交人中左之右右之左鼻準屬脾土鼻孔屬

無主似驚非驚似悸非悸欲安而忽煩欲静而反擾甚或頭旋目眩坐卧不寧夜則更加饑則尤劇宜天王補心丹

白芍 當歸 生地 熟地 丹參 遠志 麦冬 天冬 元參 枣仁 杜仲 丹皮 菖蒲 茯苓 茯神 桔梗 柏子仁 石蓮肉 辰砂為衣

補 恍惚心火内燥風木動搖〻之象也水止静風激〻則波濤上下山止寂風振〻則樹木飄搖心神搖恍惚不定皆肝風與心火爲患也風生火心爲火臟風火相扇故不安矣君火動于内相火追于外也

恍惚

治交暈頭目旋眩之症和因而至古方天王補心丹原治怔忡健忘驚悸諸症今用治產後恍惚亦不易方之意也

產後口鼻黑氣方論第十五

全書產後口鼻黑氣起及鼻衄者因產後氣消血敗榮衛不和散于諸經不能自還故令口鼻黑氣起也及变鼻衄也緣產後虛甚变生此症此胃絕肺敗不可治黑氣籽見于鼻口者何以故經脉之海起于鼻交頞中還出頰口繞承漿交人中左之右右之左鼻準屬脾土鼻孔屬

肺經黑氣起此異證鼻衄此胃虛肺損氣血兩脫之候百死一生宜琥珀散

犀角養血　天虫鹽辛溫治風熱　百草霜辛溫治鼻衄　荊芥清風熱　硃砂清心鎮肝　陳皮利氣　甘草瀉火　人參補元　黃芪補氣　川芎佐歸養血　琥珀引熱下行研極細臨服調入　牡蠣鹽滷煅之清熱補水　伏龍肝火日外加墐

補按鼻衄乃男女常病而產後見此者多死何也曰鼻衄者陽明經脈之所過也黑水色也黑氣起于口鼻甚熱極反兼水化經血妄行上溢于鼻故知其胃敗肺絕矣產後臟腑勞傷氣血耗損營衛不和故亂入于諸經虛熱日久遂成此

口鼻黑氣

症胃主納穀上輸于脾血生由此脾氣散精上歸
于肺氣所由出故曰榮出中焦衛出上焦黑氣見
于口鼻非胃敗而何變生鼻衄非肺絶而何是
方用參耆陳甘以補氣歸芍以補血百草霜伏龍
肝以止衄殭蠶荊芥以清風熱硃砂琥珀以寧心
且琥珀通膀胱能引虛熱下行以止鼻衄之源牡
蠣益陰之性濇可以補水清熱和視此方似主治不
一細究之專因虛熱變生故所用之藥以補虛爲
君清熱爲佐或問此症用二味參蘇飲何如曰
此症乃虛熱變生非惡血攻沖非蘇木之所能

佐也胃是陽明肺手太陰俱皆屬金畏火今
虛火妄行不循經度由鼻而出故黑色見于
口鼻之間也胃與肺皆畏火熱而消爍已極矣
宜清熱以安爍金引虛火下行補水以救辛金
則妄行者自歸經庶可救萬分之一耳

產後血渴方論第十八

全書云產後渴不止由陰血大奪津液枯涸所致
病名曰血渴可服清陰芍藥湯
歸身　生地　川芎　赤芍　括蔞　人參　甘草　天花粉
麥冬　黃連　干姜　烏梅　陳皮　炒黑蒲黃
渴

補產後之渴與傷寒雜病之渴不同產後血渴血虛而渴也血虛者補血而不宜補氣者血脫則補之氣盛則血亢也是方四物而地用生地用尾芎用赤補血滌血破血丹皮麦冬滋陰補水以振天乙之源花粉潤肺止渴澤瀉引熱下行炒當歸以佐四物附陳参茸補氣行氣引以干姜反佐之義附滌亦可去也但此性非甚宜臨證用七日外則恐瘀已盡竟用四物四君大補氣血知母麦冬丹皮可濟陰之上品烏梅花粉同可止渴之用也

產後口乾痞悶方論第十九

愈按前症名血渴病患受渴症甚上消此甚口乾痞悶止甚口內乾燥而加痞悶垂在痞悶因痞悶而口渴耳產婦血氣未充或食麵太早毒結腸胃或內積憂煩外傷燥熱過食辛甘炙煿之物以致胸膈痞悶見于上則口乾咽苦宜清心蓮子飲

華澄茄 消食 陳皮 行氣去痞悶 甘草 大阿膠 補血 行血 赤芍 涼血 當歸 補血行血 香附 行氣去痞悶 知母 止渴 滋陰 人參 補元 麥冬 滋陰 清 砂仁 行氣 消食 桔梗 葛根 止渴 烏梅 止渴 干姜 蓮子 十枚

口干痞悶

七日外去炒蒲赤芍加當歸身黃芪黃衣

補按產後之氣血虧損臟腑勞傷一切外感內傷皆從表治汗吐下三法皆宜禁用況瘧痢二字仍當虛治非有餘也虛而氣急血病則氣亦病矣是方人參為君陳附砂行氣為臣知麥姜根烏梅滋陰止渴為佐歸尾赤芍補中有行草雖能溫大甘能助滿胡椒干姜雖消令下氣大辛大熱一耗陰血助生春不可用也

產後四肢浮腫方論第二十

全書產後四肢浮腫因產後血虛停積流入四

肢日久變爲浮腫面色萎黃不可作水氣治之犯虛虛實實之戒亦有產後調養失宜外感風溼風與氣搏不得宣越其氣腫皮膚如熟李狀其水腫又有血分水分之辨蓋手太陽經亦能令腫且癃小水少口渴惡寒上焦滿悶脈沉更有懷妊受腫至分娩後不愈者消分脹水胎氣方中泰均主治此證宜小調經散

四肢浮腫

蘇梗 白术 半夏 甘草 丹皮 赤茯 防風 香附

陳皮 赤芍 人參 川芎 黃芪 生地 澤蘭 辛甘溫行血

七日外去蘇梗赤芍丹皮加前胡白芍大腹皮

補產後四肢浮腫有敗血流滲有風氣之相搏有
瘀血內重有脈方要病是大虛產後不全病因
不一俱屬產後血虛內則惡露停積外則風寒
瘀血乘虛而入於脾虛受濕多難治其方二陳
消腫利水四物補血去濕加參朮六君又專補元
氣四物四君加肉桂黃芪十全大補並補氣血香
附佐于陳皮氣以宣通丹皮佐澤蘭瘀血並除
從小便而出黃芪以防風直行用力肌膚腠理達
浮腫之受濕從表大風活血又佐以四物而去除停
之敗血也

補或問四肢浮腫何也曰皮膚不與肌肉血脈和附着也土惡溼而喜燥溼則必腫脾為己土胃爲戊土土虛則不堅惡血也水飲也風冷也溼熱也皆乘虛而入或流于四肢或漬于肌肉滲于經絡或上行頭面或中及腰膝或下至踝趾或面色黃悴或大便溏泄或小便不利或肌肉內熱日晡潮熱或上氣煩悶或咳嗽多痰腹脹以補脾壯土生血爲第一而惡血流滲則宜去瘀水飲多則宜利水風冷外侵則宜解表溼熱者重則去溼清熱務[illegible]本[illegible][illegible]流則浮腫自除

四肢浮腫

炙二朮二蒼朮芍澤瀉非利水藥乎香附陳皮非行氣藥乎丹皮澤蘭非涼血行水藥乎茵蔯木通防己非清濕熱藥乎紅花歸尾非去瘀血藥乎至于八珍加黃芪香附則彷彿十全大補之餘意因以為君而加隨症從治之藥也

產後心煩腹痛方論第二十一

全書產後心煩由餘血奔心故煩悶不安胃腹痛也方娩後不飲童便或平枕便臥或飲食失宜致餘血奔停心下大小腹俱痛宜去瘀

血虛主服金黄散，七日後作虛煩者服麦门冬散

延胡（去瘀血止心痛） 蒲黄（半生半炒） 生地（補血行血） 川芎（補血行血） 烏藥（行腰腹以下之氣） 五靈脂（行瘀血止腹痛） 赤芍（凉血破血） 牡丹皮（去瘀滞凉血行血） 香附（通利三焦結氣） 甘草（和中緩痛） 陳皮（行氣快膈）

麦门冬散

麦冬（清心去煩） 竹茹（清心虛煩） 黄芩（清肺熱） 人参（補虛） 甘草（和中退火） 茯神（安志神利水）

當歸（補血） 熟地（補心補血） 白芍（斂陰） 於朮（健脾） 川芎（養血） 知母（佐麦冬竹茹退虛火止煩）

銀柴胡（配黄芩退肌熱） 黄芪（補氣以人参甘草扶佐治虛熱） 黑蒲黄（補血）

補產後去血過多（心煩腹痛），心神失守，血少則氣獨旺，故受

燥而燥絕七日內三日外惱怒靜血來虛陽上奔心
下重腹痛者或飲食失宜故也治法去靜血使之下行
則煩自止其方四物湯及補血破血延大於靈脂蒲黃等
行惡血枳殼去積陳皮消食能止腹痛香附烏藥
通利上下逆氣氣行則血不滯加甘草以和中且
佐芍藥成甲己之化以止腹痛也
補產後本血虛虛則生內熱熱則引動心火故心
煩七日後惡露已盡無腹痛之患則爲虛煩虛
煩之症當大補氣血兼用除熱清火以安心神其方
四君合芎歸以補氣氣歸同參甘甘溫能除虛熱四物合蒲黃以補

血（炒蒲黃則性澀能止血補陰）紫菀以通肺氣麥冬知母竹茹以
去裡熱血氣足表熱裡熱必清則虛煩自愈矣
或曰產後不宜竹葉石羔兩今用竹葉知母恐性太
寒有碍于產後否曰產後去血過多陰虛火旺
故心煩口渴茲無竹葉甘皮麥冬知母一二退熱
滌水之藥則虛熱何由而清且石羔係重性寒之
不如竹葉之清輕入心而無寒涼之害也

產後腹脹方論第二十二

金書產後胸腹脹滿嘔吐者因敗血散于脾胃
脾受不能運化水穀而成腹脹胃受不納水穀而
腹脹

孩嘔吐或霍後中氣虛飲食過多脾虛失健則
嘔吐或霍後失血多而胃氣將竭氣乘腸胃腸胃
燥瀉則氣逆而嘔吐三者之病皆敗血散入脾胃
者難治宜撫聖酒

白芍 半夏 澤蘭 陳皮 丹皮 甘草 厚朴 蒼朮
桔梗 竹茹 熟地 劉寄奴 白芷 官桂

如因外嘔吐因腸胃燥濕氣逆者可服石蓮散

白茯苓 白朮 陳皮 半夏 甘草 乾薑 竹茹
石蓮肉 人參 厚朴 蒼朮 丁香

補按霍後嘔吐自然風冷入胃或食積滯非敗血

印飲食所傷白芷良姜桂寄奴佐以澤蘭丹皮能
去惡血平胃加半夏能消食佛桔梗載諸藥
干薑中芳熱補產後未生之新血竹茹平胃止
嘔逆自然嘔止脹除寄奴外科藥今用之取其能去惡血也
補人身血陰之氣而此太和臨產後去血多則而藥
虛而虛則氣燥氣乘陽胃轉加燥熱則氣逆而
不下因而嘔吐者有之治宜抑而扶陰清其燥熱
之氣則嘔吐嘔吐斷止是方平胃合六君子加藿香以辛
溫和寬桔梗載之不沉未勉脾胃燥而益石蓮竹
茹石清熱止吐以兼開以治客邪犯胃產後胃氣
眼脹

虛〻者宜〻前症，果未必効也

產後惡露不下方論第二十三

今夫產後惡露應下不下者，由產後氣血虛損，或胞絡挾于風冷，或有風取涼，風冷乘虛與血相搏，血冷則壅滯故不下也，可服地黃散

桃仁(苦甘破血) 紅花(行血) 牛膝(下行，酒浸生用除惡血) 桂心(辛甘行血) 生地(涼血補血破血)

白芷(治產後血崩，頭痛催生) 蒲黃(生破血) 赤芍(涼血破血) 歸尾(破血)

川芎(行氣中之血，散血) 香附(行血氣) 甘草(和中) 丹皮(去瘀生新) 陳皮(行氣)

干荷葉蒂 酥

七日外去歸尾、赤芍、桂心，加首歸、茯、葛根(通經行水，生津止渴)

補新產雖極虛以大補為第一義此先輩高論也余思泥其說產後宜大補氣血為主餘證宜從末上言遂至於參芪歸朮等藥不知惡露不行或惡露未盡遽用補劑停蓄于內上攻則沖心為血暈沖肺為氣喘沖胃為嘔逆為鼻衄黑氣發于脾胃為脹滿呃吐為浮腫為血癥留于大小腹則為腹痛脇下痛兒枕痛隱于腰脇則為腰痛腸痛逆于上則為心痛胃脘痛滯于關節則為遍身疼痛蘊于頭則為血淤頭痛久則為癥瘕積聚只一條血耳已為冷定卻阻未加以參朮補塞

惡露不下

產後諸症雖害非輕即行更當有序無得婦經佳尤能製平安之生化來胃虛血暈諸症故知新產三日以外七日之內用以去瘀爲先用藥宜生新舊補中有行妄執古人之言肆行己見病家不知任黃芪之言以天性命委其方內桂辛走行惡血而居桃仁紅花蒲黃歸尾赤芍生地芎丹皮荊芥行血去瘀而且牛膝直引瘀血下行性最迅速陳皮香附行氣氣行則血不滯補中有行行中有補四物湯入血分得桂心甘草甘溫能生新血逐惡處盡便補劑始之先後緩急之序

慎之戒之

產後惡露不止方論第二十四

夫新產後惡露不絕者，由產後傷經血虛損，或分娩時敗血未盡，在于腹中，臟腑挾于宿冷，冷則血凝，行而成惡露，淋瀝不絕也。宜

獨聖散

辟參（涼） 生地（涼血補血） 川斷（補固腎筋骨） 白芍（斂陰） 川芎（補血） 佐地榆

艾（煖子宮補血） 杜仲（益腎） 伏龍肝（溫中止血） 當歸（補血） 黃芪（補元氣） 地榆（血止）

甘草（補） 陳皮（行） 熟地（補血）

補產後惡露宜去，但七日後，或半月內若未去盡

惡露不止

而止者還是本止淋瀝不斷者大約皆屬傷胞脈所致或于食飽甚血去不盡居于腹中風冷乘之行而復阻淋瀝不快亦產前服固經藥太早以致血滯不化或間月餘就來此二者理固有之蓋若惡露與新生之血不可復留最遲至一二月就要清未盡則又非惡血可比矣或脾虛不健藏血無故脾虛不能攝血故脾虛者主致血妄行或脾胃虛甚血不歸經脈亦未可知況淋瀝不斷則又非產後無胎無故諸症可以例視也方當歸芍生地熟地艾葉以補血黃芪陳皮甘草以補氣

伏龍肝之溫，牡蠣之澀，地榆、酒芩之涼，以止淋瀝。
產後經血虛損而陷者，服之有效。蓋臟腑挾宿
冷者，榆、芩二味恐不宜入。
補前方止於勞傷經血以致惡露淋瀝者設也。
若肝虛不能藏血，四物合逍遙散。肝火妄行，四物加
丹皮、地榆、生地、黑蒲黄。肝經風熱，加防風、柴胡、
黄芩、丹皮。脾虛不能攝血，八珍加丹皮、遠志、龍眼
肉、黄芪、山藥。脾經鬱熱，胃氣下陷，肌熱夜熱，胃
納不思，十全大補加丹參、沙參。蓋淋瀝不止，自
屬血虛，或兼有火，至于生產時，血來或不盡，服

惡露不止

前服固經藥太多以致惡露不絕者不一二也

產後惡露乍來忽斷方論第二十五

今婦產後惡露方下忽然一斷以致熱往來妄言譫語如見鬼神此熱入血室故乍行忽斷也治宜清熱行血血行則熱自退一切之熱譫語之症自除矣蓋熱入血室一症不獨婦人之門中用小柴胡湯也凡大小產經行時皆有之即男子亦間有之產後以此宜柴胡地黃湯

柴胡 黃芩 川芎 當歸 生地 人參 甘草各等分

溫服益元 加附 陳皮附陳行滯通利三焦 黃芪補氣 香附行瘀 丹皮

涼血行血 童便涼血清熱 木香補脾 赤芍行血

上四味去赤芍歸尾甘草加白芍茯苓當歸厚朴

補傷寒熱入血室必在少腹痛以紫黑結滯之症

後之熱往來晝夜不而即斜狂言譫語如見鬼

神不可輕用小柴胡湯逆仲景主治宜先去瘀

次清熱行血蓋熱清則瘀自化血自行結無一

行則熱隨血解而瘀亦隨熱與血而降矣是方

柴胡黃芩人參半夏甘草小柴胡也生地以清赤芍

歸尾四物湯半夏陳皮二陳湯也佐以丹皮童便涼

血清熱加蒲黃延胡參甘以益氣除熱瘀化熱退

惡露下來忽斷

結血脂而有無妄言見鬼之症矣

家傳經驗方

小柴胡湯去人參以四物湯芍用赤芍熟地用生地 二陳湯去甘草 加木通茯苓

加青皮 丹皮 蘇子 桃仁 童便減半 生姜 大棗煎服

產後咳嗽方論第二十六

產方 產後咳嗽因血虛而氣弱盛必生內熱又脈弦數風冷外邪致咳嗽也治宜補養陰血兼去外邪若驟用補氣之藥則內熱外邪不清咳嗽不愈宜二母湯 過食鹽嗽者難愈

知母 貝母 人參 杏仁 桔梗 甘草 前胡 五味

荆芥 炮姜 生地 陳皮 蒲黃 桃仁 葱白 枇杷葉

補產後咳嗽有三，七日內之嗽者，瘀血停蓄也，比敗血沖肺稍輕（沖肺者喘）；有外邪傷肺之嗽者，風則散之，熱則清之，寒則溫之也；有陰火上炎，金受尅而之嗽者，退火生金，滋養腎水以培其源也。至于七日外無外感與內瘀，全屬氣虛之嗽，或夜甚潮熱，口干咽苦，喉間微癢即嗽，有稀痰者，脾虛無運也；嗽一二口方有稠痰者，肺虛火旺也。治宜隔二隔三之法，或虛則補其母，或平肝木以制相火也。其方人參、甘草甘溫以益肺氣

咳嗽

生地知母以滋肺血貝杏前桔以清肺氣潤肺燥五味子以斂肺氣陳皮以利肺氣枇杷葉以降肺中逆氣荊芥蔥白以散風痰桃仁紅花以行未盡之瘀血皆收散之功也

補產後咳嗽大約外邪所傷多緣初產時間有瘀血上塞肺竅因而咳嗽右寸脈必浮滑之盛浮而實瘀去則嗽自止凡此證無必須去邪為先無過執產後大補氣血之論使邪得補而益熾者十日之後一月之外始患咳嗽繼而干咳少痰漸且寒熱往來胃納少思面黄肌瘦必成產怯之症

即外邪所乘之故日久不愈入內必瘕而聚多痛矣甚日積月久其處著或瘕者異狀之痛凡不經變成癥也故產後之病必以速治速愈為貴毋庸忽視也

產後玉門不閉方論第三十七

庵曰產後名曰外玉門不閉者由婦人元氣素弱臨產失于調養產後又失血太多肝臟少血肝臟脈環陰器肝經虛極不能攝血束筋故玉門不閉也產後治法宜大補氣血使厥陰經脈得潤養則合宜子門立束故　重以餘統陰挺

玉門不閉

杜仲 黃芪 牡蠣 赤芍 當歸 龍骨 陳皮 蛇床子
白芍 黃芪 川芎 生地 茯苓 甘草
十日外加人參黃芪白芍牡蛤赤石脂赤芍生地
再用枳殼訶子白芨蓮鬚子草可是究竟立個甚說
補精養陰玉門不閉其陰陽虛者不和同玉門不閉由
外陰即產門也陰陽虛自弱不外佈產子於發也根
由血虛產後骨弱也一方外不能閉一方內不能養陰
隨其大補養中重其杜玉門不閉其大補養十加
啟深其根之藥陽其麻之虛啟臣之藥龍骨杜蠣
之類蛇床子五倍子宜補命門四物補陰血養衣

陳氏補：衝氣脫者升之，熱者斂之，虛者補之，虛寒者温而補之。若以陰脫之症，或腫痛，或淋瀝，則方中有防風、地榆、白芷、黄芩之藥為佐使也。

産後陰脫陰挺方論第二十八

全書：產後陰脫，陰下挺出，由趣（音促）產、努力嘆太過，致陰下脫，及陰下挺出，逼迫腫痛，或舉重，或房勞，或登高上樓，皆能令作。但舊挺出，清水續續，不時而下，小便淋瀝，痛則焮腫作痛，可服烏賊魚骨丸。

白芷三錢 荊芥炭 龍骨三錢 牡蠣三錢 熟地一兩 萸肉炭 棕櫚炭

陰脫陰挺

升麻五分 黄芪三錢 白芍一錢 川芎一錢 杜仲一錢 五味子二分
用烏賊魚骨炙研入煎藥合丸每服三錢空心白
湯入醋少許送下日三服不應再合一服服盡自愈

補烏賊魚骨内經名烏鰂魚即海螵蛸也味鹹性
溫入肝腎血分能通血脈故以爲君芎歸芍地爲
杜仲養血固腎爲臣龍骨牡蠣五味山萸澀斂
固脫爲佐升柴升提不使下陷黄芪白芷防風騰
血以除腫痛病證合大忌勞費之房勞久服自全
大補無限其意

產後陰蝕方論第二十九

產後陰蝕者陰中生瘡也由產後去血太多心血少心神勞胃氣虛弱以致氣血留滯名曰陰蝕內有細虫嚙則痛動則痒少陰脉必數而滑數為血熱滑則生虫經曰凡痛痒瘡瘍皆屬心火治宜凉心血補心血和胃氣則陰瘡自愈宜甘理散

黄芪 當歸 芍藥 赤芍 甘草 川芎 生地

白芷 白术 厚朴 陳皮 人參 前胡 棗子

野榆湯 薑汁洗玉門並玉門閉後瘡已合方可用之

芍藥 甘草 地榆 枳殼 荆芥 藿香 柏葉

煎法

補按產後去血多心血少則生煩熱熱必兼痙熱極則陰中生瘡內有細蟲蝕肌肉況痙後飲食減少胃氣虛弱血何由生經曰血生于至陰至陰者太陰脾土也胃納水穀少則津液之輸于脾者亦少血熱生火陰中生蝕蟲人肌肉或痛或癢久則不能便有骨蒸夜熱骨瘵之症其方四物養血滋陰參朮陳甘補胃氣以生陰血白芷升葛乃陽明胃經引藥也白芷能殺蟲去風實藿香豉熱達表厚朴和胃溫中大棗生津益土。歸榆涼血養血荊芥去風散浮熱柏葉

甘草清火蒼术燥濕作湯薰洗則肌火清濕
去降氣血充足而陰蝕之症自愈矣
補按厥陰肝經濕陰器陰中生瘡或生細虫
皆由肝火燥盛消爍陰血蓄濕與氣血相搏
氣衰血耗自不能制虫由所生此濕與熱互蒸太盛
而變生諸虫也虫初生甚微後漸能嚙肌血或
痛或癢於搔之所不及臣若不可勝言冬月尚
可忍暑月浴身涵氣入内及陰燥濕作爛腥血
淋瀝者有之燥火不宜濕無由水和火上盛則
吐衄口舌生瘡耳前後委赤而痛飲食漸之無味

陰蝕

肌肉消瘦面色萎黃蓋此大食氣氏勢力猛退
久則精還害及脾臟最宜早治或四物加丹皮
山梔柴胡或四物加荊芥秦艽龍膽草或加味歸
脾湯或加味逍遙散以清肝火生脾血至第一載

產後大便閉結方論第三十篇

全方產後大便閉結者由產後去血過多津液
枯涸腸胃燥結甚以大便閉或七八日或十數日或
二十餘日不可輕用剋伐宜涼如大黃芒硝枳殼
檳榔之屬宜滋養心血調和胃氣二氣旺則自
充血足則腸胃津液自生宜麻仁潤腸丸

麻仁　蘇子　枳殼　人參　黃芩　歸尾　川芎　生地
陳皮　杏仁　甘草　枳殼　黃芪　赤芍　桔梗　蔥白

補按：大腸者，傳導之官，化物出也。言糟粕從大腸而出，故曰傳導也。一日不便，乃氣滯，產或痢，或澀或結不通，凡此皆病也。產後水血俱下，水者屬腎，血者瘀血，津液因亡，大腸干燥，水穀結而不下，則金閉滯，胸腹脹悶。輕用通利之藥，則傷胃氣。或于補氣養血藥中，略加一二潤腸通結之品，則可。其方人參、黃芪、甘草、陳皮補上中二焦之元氣，胃中生發之氣；四物滋血養血；麻仁、蘇子、杏仁潤腸

大便閉

閉結根究腸貢苓直走大腸清大腸之血主葱白引入肺經梗開通肺氣治臟所以治腑肺與大腸爲表裏也但根柳大峻腸臨症酌用前方用之

補按此症亦有因血虛火燥而致者養血清火以開燥濟陰則大便如常然不可純用寒凉致變百出所謂清火者清足由血虛而生之火非外因風寒之火也丹皮貢苓生地防風沙参之類加于四物湯中則補血而兼清火大腸津液日生自無枯澀之患矣

產後遺糞不知第三十一

全書產後遺糞不知者由胃與大腸虛之故也

宜固腸益

附米 牡蠣 黃芪 白蘞 赤芍 當歸 川芎 人參

陳皮 甘草 桔梗 白术 礬石 五味子

如日外加茯苓熟地

蓋脾胃虛乏致大腸虛寒遺糞成白色霜沫

水下者宜桂术湯

肉桂 人參 茯苓 甘草 陳皮 五味 白术土炒

香附炒 蒼术米泔浸 罌粟殼 杜仲 補骨脂 益智仁炒

補按足陽明胃手陽明大腸胃主受納大腸主出穀

遺糞

蓋腑經氣虛則不能調出納之令而遺囊不知

前方人參黃芪白术甘草陳皮和肝補氣運氣芎

歸芍養血生血牡蠣五味以固腸臨脫白礬性

濇能治脫因陰擬白歛汕詭不可用也

補大腸虛則它它囊其白色且水與沫直下而虛

它無收攝比須溫補和固臨之藥四君子加陳皮系

附則運氣加粟殼五味則固脫蒼术肉桂辛熱以

玄它它杜仲補骨脂辛溫以補腎足它它者溫之虛者

補之脫者固之上脫而遺囊之症愈矣

條大論補氣而不補血以氣旺則血自充也前症

屬太陽之氣虛生內寒故專用溫補之藥腎開竅二陰加杜仲故紙以補腎尺

產後小便不通方論第三十二

今婦產後小便不通因腸胃挾熱產後水血俱下津液燥竭熱結膀胱故不通也亦有未產之前內積冷氣產時尿胞運動產後腹脹如鼓小便不通悶亂欲死者內亡津液并腎水以療天乙之源內積冷氣溫下焦以行水則脹自已可服木通散及葱白補骨脂湯分利主治

木通散

木通 滑石 甘草 赤芍 生地 陳皮 人參 麥冬

川芎 山梔 鳳尾 葱白 冬葵子 車前子

葱白補骨脂湯

杜仲 遠志 當歸 川芎 陳皮 甘草 瞿麥

補骨脂 附子 牛膝 葱白 車前子

補接小便不通，尋常時氣滯膀胱熱結，癃閉津液內亡所致，宜大補氣血藥中加通利，則小便自通。一云尋用利水，則津液已竭，而重亡其陰，虛之又虛，禍不可言。夫前方有四物補血涼血，參芪陳甘性味甘溫，益元氣，除內熱，車前清肝山梔利水清熱，冬葵、蔥白滑竅通結，元氣充血長，津液自生，小便自利矣。

補：小便不通，由於熱者十之八九，由於冷者十之三。然冷氣積于膀胱，產後血虛受冷，凝滯不行，以致腹脹悶絕，理或有之。熱結冷亦結，經所謂臟寒生滿病也。前方川芎、當歸辛溫以補血，遠志、骨脂辛熱以補煖，木香、陳皮、香附行氣，車前、甘草、瞿麥行水，蔥白開竅，杜仲、牛膝利竅下行，玉桂最速。方中皆辛溫通利之藥，庶寒冷氣除，小便得溫而自通矣。

產後大小便不通方論第三十三

全書產後二便不通則膀胱小腸大腸俱病矣

膀胱者州都之官小腸者受盛之官大腸者

傳導之官三經之血已虛則熱乘虛而入熱結

大腸則大便難熱結膀胱小腸則小便閉也且

三經皆主津液產後血去亡陰津液內竭腸

胃枯燥兼以少血則陽氣獨盛熱則先傷上焦心

肺（小腸心之腑 大腸肺之腑）從下焦虛入也（產後血氣先傷肝腎二經）治宜補

陰血滋腎水以救其源抑陽清熱以治其標則

二便自通矣可服通幽散

升麻 木通 滑石 葵子 麻仁 蘇子 陳皮 枳殼

甘草 川芎 赤芍 生地 當歸 黃芩 蔥白 淡竹葉

大黃 檳榔 蟾酥二味 大小便三日不通方可用大黃只宜滌

補 北方黑色入通于腎開竅于二陰二陰者前陰後陰也產後陰血下多胃水枯涸致二便秘

主所結而閉塞不通也前症止病一臟今二臟俱病而塞陰（宜審而氣猶識 產廢者陰血奔亡）前陰少利水後陰本利燥今閉不通則胃但納而不出在其結于

中勢必逆而上攻小腸小腸之火併歸于心大腸大腸之火併歸于肺心則移熱胃而煩肺則喘急而隔產後

二便不通

何以堪此其方木通滑石葵子竹葉甘草通小腸之火麻仁蘇子枳殼通大腸之火而大黃檳榔性猛此宜酌用然不宜于產後芎歸花四物養血滋陰升麻引火上泄黃芩引火下達蔥白消痰陳皮行氣皆可以通之也

產後小便淋方論第二十四

今世臨前淋而治虛不知須補血安能產後淋由血虛有熱須補血清熱淋者小便熱而澀也熱客膀中故澀痛處則頻數而痛者但小便熱痛者為淋挾澀故痛也亦有氣虛挾

實之邪與血和搏，流滲經中，血隨小便而出，則爲血淋。可服茆根湯。

人參　瞿麥　茯苓　滑石　甘草　白朮　通草　陳皮

生地　赤芍　川芎　當歸　黃芩　蒲黃　車前子

蒲黃半生半炒　茆根

補按：產後淋不似淋病之多屬熱也，總由血虛熱氣傳膀胱，故致膀胱虛則小便赤，熱則澀而痛，小便數，或小便出血者不痛，惟有熱蓄于內，故澀而痛。但淋而實非膏石冷熱之淋可一例治也。治法當養血清熱，則淋自止。其方宜

溲淋

歸芎地以養血參甘陳以益氣麥冬車前滑石
通草瞿麥以清熱治淋痛黃芩山梔節根以
降火涼血蒲黃以開散瘀黃瞿麥專治產後血
虛熱結膀胱不可少之藥
補產後淋亦有熱邪搏血流滲脬中血隨小便
而出名曰血淋更有瘀血阻滯溺竅不通以致淋
瀝亦名血淋熱邪搏血滲入者清熱行血不使
滲入血室者宜以清血滯瘀者去瘀利水不使
經閉之血久積而變為積聚癥瘕宜服調
經散及導滯湯

調榮散　治邪熱傳血流滲脬中

當歸　川芎　赤芍　生地　丹皮　滑石　甘草　山梔

瞿麥　紅花　木通　阿膠　竹葉　陳皮

導滯湯　治瘀血阻滯溺竅

四物同前　蒲黃　生甘草梢　澤瀉　姜皮　牛膝

紅花　瞿麥　陳皮

或曰：產後穩婆不慎損傷膀胱，以致小便淋瀝，非內外因，治之奈何？曰：以八珍湯為主，加丹皮、黃蓍炒、蒲黃，多服自愈。又問曰：非無轉，非瘀血阻小便淋瀝，日久不愈，治之奈何？曰：補中益氣湯為主，加固

澀淋

腎氣如遠志山藥益智仁之類

又一方治產時傷膀胱小便漏出用生黃絲絹一

尺剪碎白牡丹根皮用千葉者白芨各末水一

碗煮至絹爛如餳空心呑下呑時不可出聲

若作聲即不効

產後小便數并遺尿方論第三十五

余按膀胱之虛則小便數或遺尿不知治用

補血固腎宜益智散

牡蠣　人參　厚朴　甘草　[illegible]　龍骨　白芨　陳皮

赤芍　益智　黃芪　川芎　當歸　熟地　雄雞膍胵

鵖（音皮） 山藥

腎氣虛之者加補骨脂肉蓯蓉菟絲子志肉除去黃芩花粉

補經云膀胱不約爲遺溺小便數而遺尿總由腎氣不固所致產後氣血俱虛損傷經絡腎主水藏精腎虛則不能約束輕則數而多漫重則遺尿不知治法以固腎爲第一而澀以止脫次之是方參芪陳草以補氣衰當歸芎地以補血衰牡蠣白芨龍骨以止數固遺益智山藥爲佐縮泉丸雞膍胵性澀專治便數遺溺花粉黃芩以清妄行之熱厚朴陳皮行

便數遺尿

氣溫胃胃和水穀分利榮衛平復矣

產後小便出血方論第三十六

全方產後小便出血因血虛而熱所乘血得熱則流散滲入胞中（胞一作脬）故血隨小便而出也宜

地黃酒

川芎 黃芩 赤芍 牡蠣 生地 當歸 陳皮 車前子

甘草 黃蘗 人參 滑石 阿膠 黃連 烏附 蜂房

補黃（半韭 半炒）

補按陰虛而熱搏盛則血有內生餘血留熱則其行而散溢成流滲于脬中隨小便而出

與尋常尿血有異產後小便出血與溺
水溷而出尿血則血與溺溺即血也產後小便
出血或未盡之瘀血去而滲入脬中尿血則
水穀所生之新血從下竅出非小便黃赤溷濁
比甚方以清熱為主用黃連黃芩之苦寒以清
上中二焦之熱用滑石車前之甘淡以清下焦
清濁之熱四物之苦溫酸寒以涼血養血參
茯苓之甘溫以益氣除熱壯脾蒲黃之濇以止
血氣滑澤瀉之辛溫苦以行氣通溺脬中之滯血
而蜂蜜之甘寒以滋陰生津亦清熱藥中之一品

小便之血

補也

又補溺血痛則爲血淋不溺不痛則爲小便溺血

産後大便便血方論第三十九

合論産後大便便血因血虚風熱客于大陽

所致治宜清大陽風熱加補血藥中不得

驟用參朮以致熱勢愈熾宜清金散

防風 黄芩 生地 丹皮 當歸 蒲黄炒 地榆黑

白芍炒 川芎 槐花 枳殼炒 甘草 側柏葉 阿膠炒

補大陽手陽明燥金臟之腑也所以平大陽以

原治長在産後血虚脾胃弱飲食未充元

氣衰後母不蔭子則金虧腎水枯涸津液
內亡子反盜母氣則金愈虧加以風熱傷
陰經血故大便下血也與三等帶便血腸風症
不同蓋產後去血已多血已竭矣些微新生
之血不能濡潤臟腑滋養腸陰從大小便
而出血亦亡陰之成他病且不可而況產婦乎
是方參養血清熱又主四物加阿膠丹皮杜仲
續斷以養血補血涼血黄芩槐花防風地榆
甘草蒲黄直入血路以清熱清風血虛則補之
風熱則清之使血自止矣
大便之血

產後頭痛方論第三十八

金書產後頭痛由而寒陰虛所致夫頭者諸陽之會產後臟腑虛損因有筋脈動搖胃氣為精氣聚氣者乃舊血或未盡新血難聚長經合血去而氣不守上奏于頭而寒陰虛則頭痛也治宜扶陰抑陽使陰陽和平則痛自止宜服一奇湯

亦有瘀血上攻于頭面及頭痛者亦有胃火挾痰注頭痛者有風邪犯腦髓而作痛者隨症加減主治

生地 川芎 當歸 蒲黄炒 陳皮 甘草 白芷 益母草
防風 半夏 細辛 荊芥 烏附 姜汁炒再用醋炒

補 防風白芷細辛去風，藁本頭頂之上惟風藥可到，半夏荊芥消痰滯也，大通破瘀，上滿瘀去則痛止，烏附陳皮行氣滯也，氣通則不痛。生地歸芎益母蒲黃養血消滯也。血虛則偏而不充，是方治風痰頭痛則效，若血虛頭痛宜加白芍丹參蔓荊，倍歸地，去荊芥上條可也。至于瘀血上攻則四物加紅花炒 桃仁 丹皮 蔓荊子，但重大黃五次要藥。

頭痛

補 按產後頭痛，雖氣血兩虛外感風邪者十之八九由活血瘀火而致者十之二三，然此以四物為君，而因于風則秦艽、防風、蔓荊之類；因于寒則乾姜、細辛之屬；因于溼火則蒼朮、白芷之品；因于血則香附、紅花、丹參之藥；因于痰逆加半夏、前胡；因于氣加橘皮、烏藥，以意隨症加減可也。

產後心痛方論第三十九

全者產後心痛，因虛寒血凝上冲于心，故痛也。血去多則虛，虛則易感寒，寒搏于血，血凝不散，上冲于心，心胞絡則心痛也。治宜溫經散寒，痛必自止，宜大岩蜜丸。

防風 靈脂 延胡 生地 當歸 甘草 香附 益母草

川芎 干姜 烏藥 白芷 蒲黃 陳皮 細辛 吳茱萸

補此方治產後虛寒血滯，故用四物加益母、蒲黃、甘草以養血，干姜、吳茱萸、烏藥、陳皮以溫中，防風、細辛、白芷以逐寒，溫經散寒，則血不滯，恐血滯而上沖也。又加元胡、靈脂以去瘀止痛，至于大因血虛而上升沖心包絡致痛者，則非吳茱萸、干姜之辛熱所能止者，即痛止而血必隨熱則行，血來太甚，產婦益劇矣。

心痛

婦人良方又有產後敗血心痛，亦因惡露未盡

而後血虚心痛按之而痛止者以大劑參芪歸熟佐以丹皮干姜少加靈脂炮附不效未有不合者

補產後心痛有三一曰血虚其脈細而數且濇一曰瘀血尺脈滑而有力一曰寒氣人迎大而緊脈必沉弦遲蓋陰虚火走上衝心絡亦間有之

產後腹痛方論第四十篇

產婦產後腹痛之症不一有臨產寒氣入胞門有產後餘血未盡有傷食有新產客寒有血虚當審所因隨症或就本方加減可服烏藥湯

蘭湯

烏藥行氣 澤蘭去風清血熱 生地 元胡去血中滯氣氣中滯血 木香行三焦氣

炮薑 赤芍 甘草 桃仁行血 五靈脂去風通瘀止血 生蒲黃行血

香附行三焦氣 川芎四物生新血養血 紅花行血 陳皮和氣 丹皮去瘀涼血中伏火

產時寒氣入胞門加干姜 傷食加厚朴山查神曲 秋冬風寒加羌活防風 此方專主瘀血未盡腹痛者設也 烏藥木香香附陳皮以行氣 元胡桃仁紅花丹皮以行血 四物以補血 行滯氣去瘀血則腹痛自止 若寒氣客胞而作痛 或下墜或異腹痛

而作痛方中有木香以香附亦能散之止痛或加乾
薑亦可以益于血虛則宜大劑參芪歸熟佐
于乾薑使陽生陰長之法傷食宜六君子佐
四物加厚朴山查神麯以去内傷更節其飲食煖
其下焦亦無不効之又有餘血未盡傷食裹血
食與血俱聚有形積蓄久則堅硬難化能令
暴痛治法于前方去生地再加丹皮加乾薑蒼术
厚朴

產後腰痛方論第四十一

全書產後腰痛者由氣血虛而外邪乘之也

女人胞胎系于腎，腰者腎之外府。產時勞傷腎之元，損動胞絡，虛未平復，加以風冷客之，冷之氣乘腰，故令腰痛不能屈伸也。若之冷邪之氣連滯背脊，痛久不全，後忽有娠，必致損動，有半產之患，宜杜仲散。

杜仲 當歸 川芎 川斷 獨活 甘草 蠍尾 小茴香
陳皮 生地 白芍 澤蘭 延胡索

補按：產後腰痛大約腎虛所致。產後勞傷腎氣，虛衰甚則筋骨損動，虛憊已極，又日之內腰痛不能屈伸。經曰：腰者腎之府，動搖不能，腎將憊矣。

腰痛

治宜大補氣血加引經之藥若外邪冷氣則加木香木瓜小茴桂枝紫蘇葉若血滯則方已有元胡茴香再加烏藥紅花不可純用行氣破血藥方芎歸杜仲續斷地芍甘茴香以補血以緩下焦防風以去風之陳皮行氣澤蘭行水延胡去瘀而杜仲茴香尤為引經要藥也

二茴散　家傳經驗

杜仲各錢　續斷各錢　遠志去心　牛膝各

大小茴鹽炒各錢　川芎一錢　熟地一錢　白芍酒浸一錢　山藥一錢

木香八分　紅花八分　青鹽一錢

白朮利腰臍間血止痛杜仲破故紙山藥遠志溫補兩尺當歸熟地補血獨活去下焦風濕木香行三焦滯氣紅花去瘀大小茴香小配牛膝以引腰下部也

產後兒枕痛方論第四十二

全書產後兒枕痛者因世俗中風有血塊產時其血塊與兒俱下則產後無患若產婦臟腑風冷使血凝小腹不下結聚疼痛名曰兒枕痛久痛不治則變成癥瘕諸證以致絕產者有之可服黑神散七八日後血塊不下可服玄元胡散

兒枕痛

黑神散

紅花 蒲黃 歸尾 桂心 烏藥 白芍 生地 劉寄奴

靈脂 陳皮 甘草 川芎 香附 元胡 干姜 琥珀

補註兒在腹中食母之血十月滿足餘血結塊留聚少腹名曰兒枕臨產其血塊隨兒俱下則產後自無凝滯作痛或胞胎已下而血塊不下滿腹環臍作痛俗呼兒枕痛矣宜用破血行之氣之藥下之或久不治或復感風冷新之風冷與血相搏愈久愈堅變為癥瘕每疼痛之患或致絕產無方紅花蒲黃延大切寄奴琥珀

能破血中滯，干姜、桂心暖胎温經散寒，烏藥、陳皮、附米行氣止痛，四物以去舊生新，則風冷除，血塊消而痛自除矣。

延元胡散

烏藥　當歸　熟地　白芍　川芎　三稜　香附
甘草　元胡　陳皮　官桂　厚朴　防風

補曰：產後血塊，多因惡露不下，以致積之風冷，結血而成之塊，雖以逐消，痛失則血愈虛，產婦愈虛也，故改用熟地、白芍（倍）、川芎、當歸以補血，加三稜以削堅去積，防風以去風冷，厚朴以溫中，餘照前方[illegible]

兒枕痛

血塊方第一

補按產後血塊痛大約皆由不調風冷外襲衣瘀血凝滯痛久不消則血化爲膿大腹俱脹痛膿從臍出或從大便而出急成敗症瘀血流注關節則成骨疽蓋少腹爲厥陰經部分肝主藏血產時不下產後不小心風冷乘虛與惡血凝結成塊久而愈堅桂附稜莪等藥不得不用氣血俱虛者病雖愈痛或止而面黃肌瘦骨立之症必不免矣

產後定痛方論共四十三

今婦產後臍下痛牽引左右兩脇下俱大痛者，名曰寒痛。因呼吸冷風乘虛入腹故也。治宜辛熱之劑，若誤以不可用峻厲之藥攻其血瘀。係寒氣入腹兼少腹下有蓄血也，宜羊肉湯（空心食後，尤宜謹慎）。

烏藥 延胡 當歸 炒桂 甘草 桃仁 川芎 香附 陳皮 桔梗 蒼白术 木香 赤芍 葱白 生姜

要羊肉汁另煎前藥

補按：產後七日內外，玉門未閉，一舉一動，一呼一吸，衣被稍有不密，寒氣乘虛入于腹中，臍下少腹及兩脇皆肝經部分也，故病名寒疝。疝，肝病也，治

疝

宜速去其瘀毋遲攻其血瘀氣除則少腹及兩脇之痛皆止矣其方烏藥陳皮蒼朮生姜木香香附防風川芎以去風散瘀溫經止痛桃仁延胡索歸尾赤芍香附以盡之惡血蔥白桔梗為引羊肉甘溫補血蓋人參補氣羊肉補形產後血虛極也所主筋瘀甚則筋脈拘急臍下及兩脇下牽引而痛筋取之也故列其病名曰瘀症而別之曰瘀痛也

產後兩脇脹痛方論第四十四

金論產後兩脇脹滿氣痛者由膀胱宿有冷水因產後惡血不盡水壅與氣相搏積在膀

胱，故令脇肋脹滿，氣與水相搏，故作痛也。亦有肝經血瘀後脹滿者，有肝經氣血虛而後脹滿作痛者，有脾土虛不能制水，膀胱風壅因後脹滿而作痛者，並宜臨症加減主治，宜抵聖湯。

木香　澤蘭　延胡　半夏　蘇木　檳榔　蒲黄　川芎　生地　甘草　歸尾　赤芍　只殼　陳皮　桔梗　厚朴

補按：兩脇脹滿作痛，雖由於血滯，而肝經氣血兩虛所致。兩脇爲肝部，厥陰之氣血虛，故脹滿痛見于本部也。而全書謂水與氣相激，夫脹滿似屬水與氣，然血瘀腰脇間亦能作痛，是方以去

脇脹痛

水行氣藥中仍並消脹之劑，澤蘭澤瀉以行水，木香陳皮厚朴半夏以運氣，延胡蘇木以去瘀，四物蒲黃甘草以補血，桔梗以升引，使直至兩脇脇下也。短只壳破至高之氣，檳榔傷已瘀之陰瑾，攻玄服與滿並非產後虛人所用。

產後積聚和起方論第四十五

全書產後積聚，因產後勞傷臟腑，虛弱而風冷所乘，風冷搏于臟腑，與氣血相結，所致積者五臟所生，聚者六腑所成。積為陰，陰性沉伏，故痛有定所；聚為陽，陽性浮動，故痛無常

思慮有傷食不節損疾挾氣者並臍血停腹有食風冷搏之則結而成塊氣無形不能成塊作痛耳宜大延胡散

延胡 行血中滯氣行氣中滯血止心痛 木香 利三焦諸氣 烏藥 順氣 牛膝 通經下行血

赤芍 破血 當歸 破血和血 桔梗 開結氣 厚朴 溫中散滿快滯利氣 莪朮

三味補血 香附 行氣通利三焦 陳皮 利上焦之氣 丹皮 涼血行血 荊芥

積聚

補經產後積聚大約發產一月之內風冷傷于臟腑瘀血凝滯不行在臟則結積在腑則爲聚或痛有定所或無常處治宜辛溫之藥去內之消怯血久則停腹緊飲能果血脈大

堅硬如石且隨氣上升能攻胸腹痓痛婦血此
肌膚因而消瘦飲食因而減少久則必不生經
水氣絕便成斯症當用以元胡破血行滯爲
君當歸丹皮赤芍行血爲臣木香烏藥厚朴
陳皮香附桔梗行氣寬膈通利三焦爲佐卿
芎秦香血出除下行爲使也
按產後積聚因虛而致外感則風冷內襲
則惡露月內患此當實之和起以養血之藥固
正本以去風行血之藥治正標症雖攻血不必
與常積聚症治年久病堅形如覆瓦如

極如拳必用干漆三稜莪朮附雄黑丑之峻以攻擊也

産後遍身疼痛方論第四十六

合曰：產後遍身疼痛，因產時損動血氣，升降失常，留滯關節，筋脈引急，發以遍身疼痛也。然既遍身作痛，則風與餘血十有五六，治宜調和營衛，去關節間之風、經隧間瘀血，加以行氣補血之藥，則痛自止。若誤作歷節白虎諸症，則衛氣益虛，營氣乏血，因必有筋急拘攣之患，宜大秦艽黃芪湯。

遍身疼痛

秦艽（去新舊諸風益筋脈）寄生（去風煖筋骨）白芍（七日內用赤芍）當歸　熟地（七日內用生地）蒲黃（半生半熟）川斷（行周身筋脈）獨活（去下部之邪）廣皮（行氣）紅花（行血）山查（行氣行血）香附（行氣之通利三焦）烏藥（順氣主腰以下之痛）

補按：產後氣血俱虛，氣虛則氣之行于脈外也身運而不能周通一身，血虛則血之行于脈中也常滯而不能滋榮于一身。外風乘虛而入，觧血留虛而阻通身筋脈，時作疼痛，甚則腰背強硬，不能俛仰，手足拘攣，不能屈伸，或身熱頭痛，或咳嗽身痠，久則變痿痺，變癱瘓，至手身不遂諸症並有。秦艽、獨活、寄生以去風，香附陳皮、烏藥以利氣，四物以舒以養血，紅花、蒲黃、山查以行血。瘀塞者散之，滯者行之，周身流通，自然無阻碍，外風不入，內瘀不留，有何疼痛哉。

產後兩胯痛方論第四十七

產後兩胯痛，連臀俱痠痛者，由坐草久勞傷筋脈，穩婆試水太早所致，治宜養血溫經。或風冷乘之，下注惡血停滯，亦能作痛，宜調榮湯。

白朮 杜仲 牛膝 萆薢 獨活 陳皮 肉桂 烏藥 川斷 當歸 川芎 [illegible]

兩胯痛

補按篡骨肉門左右即兩膝也此處乃肝所經部分醫最隱僻氣行所不及為骨乃腎氣所主產時穩婆試水太早坐草太久則腰及兩膝挂撐用力太過醫坐久則氣不運動產後之氣血已虧不能流通加以風冷乘虛入宮致惡血凝有阻滯則作痠痛此方當歸以補血黃耆補氣續斷腰腑間血此四味為君獨活去風肉桂玄胡烏藥香附陳皮行氣萆薢治風濕此六味為臣杜仲牛膝引藥下行為佐氣血之氣所不及至之處諸藥能引而至

產後膝胭痛方論第四十八

全書產後膝及前後胭足三陰經俱主。產後氣血俱損，或坐月風冷，行走太早，脈下甚遲，則風冷乘虛襲於下部，膝無流注，經絡阻而不行，兩膝痠痛麻軟，行步艱難。治之尤甚，延久不愈，便成產癱，難治。宜補腎經。

虎骨四兩（酥炙或酒炙用，膝以下脛骨尤妙） 萆薢二兩 牛膝兩 杜仲二兩 苡米仁兩 當歸身 白朮二兩 川芎兩 熟地二兩 紅花兩 肉桂兩 山茱兩 補骨脂二兩（鹽水炒） 羌活兩 右各為末，每

膝胭痛

藥再用無灰酒一斤用絹袋貯藥入罐先
煮一晝夜候冷時時服下令醉可也
補前證因血虛而風冷乘之也虎骨辛熱
搜風最有力佐以肉桂骨脂則風定之祛冷
惡去加當歸熟藥白朮辛苦溫平補血益
腎萆薢去下焦風痙定之一切怪痺癱瘓紅
花佐當歸以活血伸膝米仁引入下部使兩
膝及前後膕膝所受風痙諸邪盡驅除
之使出也

產後腳氣方論第四九

全書：產後虛而氣逆轉爲脚氣者，因產後血虛生熱，臨於坐臥濕地，或夏月浴後當風，有濕氣留滯下焦，產後濕熱交攻，故轉爲脚氣也。常病脚氣，原屬類傷寒之症，產後得此，寸浮而數，尺沉而細，外症亦發熱，必煩嘔吐掣瘲，足跗腫痛，氣逆（腫而不痛者名干脚氣，難愈），宜牛膝湯。

獨活 杜仲 牛膝 秦艽 防風 川芎 當歸 人參

甘草 赤芍 陳皮 桔梗 [illegible] [illegible] 生地 桑寄生

補註：脚氣症每由濕熱，若產後則血虛生熱，與常症濕熱不同，秦艽、防風、川芎、白芷、獨活、寄生皆用。

脚氣

棄也風熱隨經口物血棄也涼血則出除參芍
陳附氣旺則血生血生則血長杜仲牛膝引血下
行其血是附經無情而御氣之症合炙

產後血塊築痛方論第五十

然方產後血塊築痛因產畢臟腑空虛又坐
草近地產室門窗遮護不密冷經風邪襲虛
而入使敗血凝者血塊居回母血或近臍上下或在
腰脇左右沖築硬痛與兒枕痛相似治宜辛
熱之劑散其冷經風邪則血塊漸消矣宜五
氣趁痛散

肉桂　干姜　蓬术　歸尾　川芎　白芍　烏藥　元胡索

防風　獨活　半夏　紅花　白术　青皮

補完枕痛乃惡露敗血產時不下洞之即滯近在腹少腹而血塊築痛在臍腹脅肋左右上下二乃血塊凝結臍法宜用小茴香肉桂干姜辛溫可以逐之經白芍防風獨活辛溫可以去風邪紅花蓬术元胡青皮烏藥可以消瘀塊白术半夏辛苦甘溫可以補氣血養正祛邪之上品也

產後因虛發喘方論第五十一

全書產後七日內發喘爲敗血冲肺七日外發喘

血塊

虛喘

因新產去血過多榮血暴竭衛氣無主獨聚肺中故令喘促此乃孤陽絕陰脈伏而厥面黑難治宜芎歸定喘湯

天冬（補肺） 川芎 當歸 熟地（補血） 黃芪 人參（補氣以生血） 陳皮（理氣） 甘草（甘溫佐參芪以補氣） 蘇子（降氣佐陳皮以理氣） 防風（通行十二經） 麻皮（去膜） 五味子（鎮肺止喘） 桔梗（開肺結） 杏仁 桑皮 馬兜鈴（止喘）

補按敗血沖肺發喘與血虛而無所附發喘雖有虛實之分耳乃產後一也產後血虛敗血未盡上行入肺發喘當去瘀為主而兼補生新血為產後血虛孤陽無主而停肺發喘以益氣為

主而寧止肺喘甚方潤者地黄補血藥也麥
冬甘草補氣藥也天冬五味潤肺飲肺藥也
杏仁桑皮兜鈴清肺氣定喘藥也陳皮和附行
滯氣消喘藥也桔梗為使而瀉風去風及泄瀉氣
腹皮去脹能利大便恐于此症不宜用
夫人一身血為營為陰氣為衛為陽營行脈中
衛行脈外氣以煦之血以濡之衛當上達營守中
焉產後去血太多營血竭而氣獨盛血下奪則陰
竭而陽獨盛則為孤陽甚以氣逆于胸而令肺喘也
治宜補氣以生血而此孤陽絕陰則又宜補陰以

輔肺陰，肺和則肺氣平，氣平而不逆，則喘急自消矣。余每遇此，用補血之藥十之七，補氣之藥十之三，蓋氣不可太補，而可斂也，使歸氣海，納氣歸元，即定喘之秘訣。爾血漸生，則肺不致獨盛矣。

產後汗出不止方論第五十二

全云：產後汗出不止，由陰虛而陽不和也。產後去血太多則陰虛，陰虛則陽獨盛于外，故汗出久而不止，必有亡陽之變。遇此則變痙，目不識人，百日之外必至經水斷絕，由津液內竭也。宜參麥湯：

麻黃根　牡蠣　浮小麥　黃芪以上四味固表止汗　人參　麥冬

佐人參補心止汗 川芎 赤芍 生地 當歸四物補血 甘草和中 陳皮和胃快膈 香附行氣 防風走表 丹皮入心退火 蔥白佐防風黃芪止汗引以入表

補汗者亡陽衛散也 血去亡陰榮竭也 產後去血甚已亡陰矣 加于汗出不止 重亡其陽 是陰陽俱失 榮衛兩傷 且汗為心之液 汗出不止則心血少不能藏魂 治宜峻補其血 血盛則陽有所附 陰陽和則陽自能衛于外 陰自能斂于內 汗不止而自止矣 人參麥冬茯神養血 配四物 丹皮使陰不內虛 麻根牡蠣小麥黃芪止汗固表 配人參甘草使陽不至獨盛 防風蔥白佐黃芪而行表 陳皮和

汗不止

附佐人參而益之元氣，汗止而陰血自固，陰血生而陽有所附，又何亡陽之虞哉（蓋陰類汗即血也，汗大不止肝胃必虛，脾液必竭，故不能藏營）。產後血虛人所知也，然血虛而陽猶虛人所未知也。蓋陰不能自生，全賴以陽，而陽不能自長，必藉以陰，此陰陽二氣絪緼化醇之理也。產後血已虛矣，加以汗出不止，甚亡陰，而反曰亡陽何哉？經曰：陽者衛外而為固也。衛氣不能固表，使營血奔湊于肌理皮毛之外，非亡陽而何？蓋產後之汗多亡陽，即血亡亡陰，無二理也。若專用補氣之藥，則陽獨盛矣；若不陰陽兩治，峻補氣而實，氣實而虛中加方風之藥一二味，外邪止，胃氣斷後敗血自生，腠理始固。並方四物補血行血，荊芥澤蘭去風，紅花山查散瘀盡之際，陳皮香附甘草行氣，葱白生姜引邪外達。表邪之後，四物六君以和營衛，培養氣血，併安胃氣可也。

四物加干姜葱白酒　治傷食發熱

四物　干姜　半夏　廣皮　甘草　香附　羌活　防風　澤蘭　丹參　川斷　葱白　生姜　等同前

補按：傷食分六經主治，仲聖法也。產後發熱，正傷寒之熱，不可犯汗吐下三法，以新產血虛故也。

吐則傷胃，汗下則傷津液，必交痙瘛拘攣等
症生。方羌防蔥薑散之，四物草豉養血，陳
夏干薑溫胃之耶？遲則熱自止，且干薑能入肺
利氣，入肝能引血藥至血分，能除大熱，故丹溪
每和干薑于補陰藥中，亦補用之，涼以伐胃
中生氣，過用攻擊疏泄之藥，使衛盛之而散
而外越，已彰之陰絕而不長，必竟之首過也。如
果形壯脈實，內傷外感，顯現六經形症傳變，
或誤下傷之，分別主治，但取汗不用麻黃，
下藥不用大黃，清熱不用石膏之不用烏

氣虛氣及人命也必矣宜方必以補血涼血爲主
而加以固表止汗之藥則病必全瘳耳

產後頭汗方論第五十三

夫產後身無汗但頭有汗至頸而還由產
後去血多陰虛而孤陽上越故頭汗也陰不勝
陽故頭面額上偏身蓋頭爲諸陽之會陰虛
則陽無所附陰血暴亡孤陽上越補陰斂陽則
陰陽和而病自退矣可服大補陰湯

當歸二錢 白芍二錢 川芎八分 生地三錢 熟地三錢 丹參二錢 丹皮二錢
麥冬二錢 黃芪二錢 人參八分 陳皮八分 五味子五分 蔓荊子八分 小麥一撮

頭汗

補產後周身汗出不止乃陰陽俱虛危証也方

但有頭汗身無汗並陰虛而孤陽上越六陽之

氣皆會于頭面故頸以下無汗也然產婦素

其頭汗者以陽氣獨盛陰不勝陽頭汗出則陽

與陰平陰不獨虛陽不偏勝陽秘陰平其偏

自愈其方四物加丹皮丹參麥冬峻補其陰

人參五味麥冬以斂心火緣汗乃心之液也防風

黃芪小麥以斂汗頭汗雖盡其抑陽以培陰

然究亦孤陽亦不可過汗致陽虛者也

產後交互總論第五十四

金匱云產後發熱其症不一有屬外因者外感風邪發熱脉宜發熱六月產室人喧熱氣逼體冒暑發熱又日內玉門未閉逢風發熱或以兩手試冷水發熱產後未滿月或冒濕或畏長暑冒風浴不戒于涼風外襲發熱皆屬外因治宜表劑主治仍須產後血虛為主而加見症之藥有屬內因者勞動太早體虛發熱瘀血阻而不行陰而乘虛發熱三日內蒸乳發熱產後去血過多肝虛血燥陰虧火上炎迫而于外發熱產後胃氣未復飲食不節停滯胸膈或傷于生冷嘔吐

熱、

惡心發熱產未滿月交合勞傷腎氣發熱皆為
內因治宜分別皆當從產後大補氣血爲主
而加見症之藥

產後發熱為外因方論第五十五

金方四物加荊防湯 治外感風邪發熱

當歸 川芎 赤芍 生地 荊芥 防風 陳皮 甘草
香附 澤蘭 山查 紅花 葱白 生姜

補按產後發熱若頭痛項強惡寒發熱一二日
不休者此係新產血虛外感風所致不可專用
補血藥以致風邪入裡延久不愈消于補血藥

附案勿因暑煩之

四物加香薷厚朴湯　治夏月冒暑嘔吐

四物　丹皮　澤蘭　厚朴　香附　陳皮　甘草　丹參

麦冬　赤苓　竹茹　姜因术

補按暑月分娩，產室尤忌人衆語喧，以防暑着氣內通。雖產之人，元氣已虛，易以中暑着，寒傷形，暑傷氣。聲胃昏悶，汗出氣短，手緊口噤，此食甚氣血兩虛所致。產方四物加麦冬、丹皮、丹參、茯苓，血安。神砂居、香薷、赤苓、甘草、陳皮、厚朴，以解暑氣。澤蘭涼血，利水行血，清熱；竹茹清心除煩。

熱

暑氣清則蛇自退，一切發胃汗出，諸症皆除矣。再用十味香薷飲，或四物配參麥亦佳。胃暑甚者，七日外用清茶調六一散，不香薷辛溫，產後無害。六一散三錢，解表藥也。

四物加黑小豆湯　治玉門未合，逢風受蛇，此症最危險。

四物　荊芥　黑豆　炮薑　紅花　澤蘭　防風　秦艽　黑豆　山查　干姜　童便　湯　各一錢　臨服沖下　芍園赤

補按：外感風邪，受蛇先入皮毛，解肌則邪散。產七日內玉門未閉，或解衣登廁，風入陰戶，直至胞門血海，散入經絡，非風藥所能治也。

俗名產後驚風最危難療產後血虛筋脈骨節盡皆弛懈邪盛則交互風傳于上則頭面腫風散于四末則四肢腫目惡露不下肚腹微脹氣急喘粗者人用霹靂鬲豆淋酒舉卿古拜散以治產後邪門逢風是方以四物補血童便清心安居黑豆荊芥澤蘭秦艽防風去風安臣干姜紅花元胡山查去瘀安能入酒去使也

四物加桂湯　治冷水浣衣受熱

四物　肉桂　烏藥　陳皮　防風　香附　紅花　延胡

熱

生姜　宜用或和羌活　苓用赤

補按貧家分娩食與富貴不同小兒衣衲以

汀親自浣洗産婦氣血俱虛手試冷水定之

氣寒腠理氣滯不行內有瘀血未下即便

凝結成塊惟宜攻逐頭痛惡心胸滿腹痛久

則不治此成癥瘕積聚諸症宜速解外宜

暑從汗散不可過劑但用辛熱之藥助命門

煖丹田溫補脾胃使榮衛和腠理固則病

自痊並方四物補血延胡索紅花行血防風佐

桂姜達表散之烏藥陳皮香附行之氣滯

使經絡無乾血無留邪無壅塞氣行溫經逐邪邪病自愈矣

四物加二活湯 治沐浴後受風者

羌活 獨活 四物 遠志 紅花 青皮 烏附 烏藥 山查一 黑小豆 芍用赤

補產婦未及滿月無論冬夏下体裡衣不可輕換縱惡血污穢不可任性沐浴天氣炎熱只可帳中用湯拭汗及解衣就沐浴豈無風邪外侵浴汗未干涼風易入腠理此玉門未合進風受者一危症矣玉門進風風自下焦而入治後受熱

風外則皮毛下則產戶表裡皆可受病故以防風二活主在表之風以炒黑小豆主在裡之風元胡青皮紅花山查主去餘血香附烏藥行氣結氣也氣行則血自散血行則風自滅理本一貫也

產後虛熱屬內因方論第廿六

四物加遠志石斛湯 治產後去血多勞動太早傷虛熱

四物 遠志 石斛 川斷 陳皮 香附 山藥 麥冬

山查 生姜 大棗

補按去血過多陰虛已生內熱未及半日者雖

產後勞動筋脉骨節元氣尚未平復而發熱非
風邪所傷也宜大補氣血以固脾胃使飲食
二便如常則熱自退其方四物補血麥冬石斛
清熱除虛熱山藥以斂固腎陳皮香附山查
行氣開結姜棗和營衛使脾胃之陰旺
則血自充足久之而熱自退矣若誤用發表
及之涼退熱則虛益虛熱益劇而產勞
骨蒸潮熱之患必不能免也
四物加元胡干姜桃 治產後瘀血閉而不行發熱
熱
當歸 芍藥 地黃 元胡 干姜 桃仁 陳皮 香附 紅花

暑痧　主補貢　大菌

補接廉浪濕血憶續而至十日外無瘀赤有降者訝氣血虛損成淋漓不止遠至二十餘日者亦有之一遇風冷外襲則餘血凝結閉而不行身即受其所謂血瘀黍其滲漏不得行于而榮不得行于陰其主瘀之然由脈胃遠脈處日則飲食無味夜則口苦咽干是方四物補血丹皮干姜退熱延胡紅花補黄山查行血破瘀陳皮气附行气气行則血行陰而平後榮衛調和而其自止

四物加通草酒　治三日外虛亂受熱

消乳方 川芎一錢 赤芍一錢 生地三錢 通草一錢 桔梗一錢

丹皮一錢五 元參一錢 青皮一錢 香附一錢 枳殼一錢 葱白三寸

以氣虛體肥加茯苓

補按 妊娠十月養胎，惟心與小腸二經之血，在上為乳汁，在下為月經。產婦氣脈壯實，三日內乳汁自來。無乳者，責之二經之血素虧，新產血又虛，飲食又減少，胃氣未復，脾與太陰不能生血，所以乳汁欲來而先乏者也，不必服藥。若至乳日久而乳不行者，不止是陰虛陽盛，須補血藥中加（熱）行氣通乳之藥。其方四物補血加

丹皮元參涼血清熱陳皮香附青皮行氣桔梗
只殼通草葱白疏肝通竅開結下乳不必通
服峻補之藥阻塞厥陰乳頭屬肝而明乳房屬胃二經
之氣反攻脈而無陰可害不成
四物加紫垣丹皮酒 治產後肝虛血燥陰火上炎受熱
芎歸芍赤地生紫垣丹皮骨皮陳皮梅花
秦艽澤蘭麦冬茯苓白
補按產後去血太多陰氣暴竭脈而猶盛無陰
火上炎所謂火起九泉之下非勺水可滅也必大補
陰血使火不致上炎則熱自退並方四物養血

佐以栢子仁麦冬之甘寒以滋陰降火配以柴胡
丹皮骨皮秦艽澤蘭退熱除蒸茯苓引心火下
行正地氣上升天氣下降也

四物加六君山查神曲湯　治産後傷食並熱飲食
停滯胸痞惡熱腹脹用二陳去參朮
歸芎芍藥地參朮陳半甘草查麯厚朴
生姜

補按産婦七日後氣血旺者或恣食肥甘及生冷
堅硬等物停滯中焦胸脹腹悶或作痛惡熱
審知其飲食所傷當于四物湯中加二陳山

熱

查神必厚於消食去滯患者加六君緣宿食能累及臟血空瘦蓋不急治便有痃癖積聚諸症

八珍加肉桂補骨脂酒　治產未滿月交合損傷腎氣至五四肢清冷脉沉而細

當歸　芎　白芍　地黃　參　茯苓　朮　草　桂　牛膝　川斷

補骨脂　杜仲　山藥

補按產婦百日後方可交合蓋未及一月或四五十日內交合者損傷腎氣後必有癰瘻拘攣及癡等症非大補氣血不能續已絕之陰田張

知之病也宜方八珍气血两补肉桂骨脂辛温以煖命门右尺杜断山膝辛苦甘温以补左尺十全大补之中少黄芪一味而加入杜仲补肾牛膝以断山药使直达两尺也

产后寒热往来方论第五十八

全书产后乍寒乍热旦日夜发烦周身骨节疼痛身因气血虚损阴阳不和败血阻滞于经络所致败血入于肝闭于诸阳则热入于脾闭于诸阴则寒阴胜则寒阳胜则热阳微则恶寒阴弱则发热阴阳互乘则寒热往来治宜去瘀滞和阴阳则寒热

寒热往来

自止。或誤發表去風，則敗血壅入經絡，閉塞隧道，寒熱不止，宜加減四物湯。

歸尾　芍赤　芎　地生　陳　半　參　苓　干姜　香附　白芷

柴胡　丹皮　紅花　益母草

補按：產後寒熱往來似瘧，由陰陽不和，敗血循經閉結而然也。去惡血則榮衛通，陰陽和，而寒熱止矣。或作瘧治，以因小柴胡湯半表半裏，非產後寒熱往來正治也。是方四物補血，丹皮、柴胡、益母以退寒熱，參苓陳半甘以補元氣，香附行氣中之滯血，干姜、紅花行經絡之滯血，瘀血去，寒熱自止。故產後寒熱不作瘧治也。

產後瘈瘲方論第五十八

全書產後瘈瘲由氣血所致，蓋營血出中焦，衛氣出上焦，兩虛則惡寒，陰虛則發熱，產後之氣耗血竭，陰陽俱衰，發寒熱交作，此與尋常治瘈不同，宜固胃氣，健脾進食，以庇陰血，更生則寒熱自止。清脾飲、草菓飲、四獸飲皆可擇用，即小柴胡湯亦可，算人參養胃湯。

參 朮 草 陳 半六君子湯 歸 芎佛手散 蒼 朴合陳草平胃散

柴 芩參半草小柴胡 前 胡柴升前降 白 芷去風醒脾胃 牡 蠣恐汗不止 烏 梅

麥 冬恐口干 生 薑 棗

補經云夏傷于暑秋必痎瘧又云夏暑汗不出者秋成風瘧瘧在夏秋之間大率風暑之虛之邪乘虛而入客于經絡或一日或間日一發也瘧後元氣血俱虛雖有外邪不可竟用發表但當固腎健脾土旺胃氣復則水穀之精可氣而血脈得以司一身之氣心得以主一身之血諸經皆有所藉之矣必自斷矣并六君健脾益氣蒼朮炒陳皮行滯當歸補血扶陰柴芩參甘夏去半表半裡之邪以退之矣烏梅生薑生津止渴檳以益胃而主故名養胃也

產後痢疾方論第五十九

金匱產後痢疾或赤或白或赤白雜下總由氣血損傷脾胃衰弱再外感風冷內傷飲食所致治宜溫補脾胃再宜節清生冷之物切不可誤下以損胃氣方云養血則便膿自愈行氣則後重自除產後尤宜養血行氣宜

參朮芎甘湯

參 茯 术 草 芎 歸 芍白 地 木香 陳皮 烏藥

如腹痛加紅花神曲山查 不食加石蓮子草豆蔻

烏梅生姜後重加枳柳血痢加地榆甘皮口干加

痢

肓根元耗氣滯脹悶加香附久痢不已者宜

加車前子補骨雲苓

補按痢症乃大小腸不固皆氣所致而晝夜頻下也古人謂之滯下言氣下之滯以其裏結後重也世醫以赤為血以白為氣昔賢以赤為血白為氣二者皆可參用產後氣血俱虛脾胃元氣未復外邪風寒易侵內傷生冷易滯或赤或白裏急後重用藥稍有未妥虛而斃者多矣是方六君補脾益氣四物養血木香陳皮烏藥行氣立方之法最妥也

補産後痢疾口渴乃胃氣虛津液少宜七味
白术散如不止口渴係腎水虛涸宜六味丸加石斛
麦冬如飲食傷重脾虛不能運化噯腐吐酸宜
六君加神曲山查麦芽如不止瘀血脹起作痛四物
加桃仁紅花香附青皮如久痢氣虛洞泄水穀脫
肛十全去桂加肉菓木香骨脂炒升麻如渴引
飲太甚水溢皮膚变爲浮腫六君子湯二倍五
苓散一倍或金匱腎氣丸用鍋巴湯吞下如晝
夜無度痛久不定去真門如大格甚氣虛挟有五
宜四物加丹皮酒炒黄芩防风地榆便製香附

痢

產後蓐勞方論第六十

全書產後蓐勞由外傷風冷內傷憂思慮月內將養失宜所致外症咳嗽口渴頭昏氣喘四肢不舉百節疼痛寒熱如瘧盜汗心肺煩悶沉重著床痛人困倦不知痛苦名曰蓐勞治宜扶養脾胃飲食充足精氣生化陰而榮衛五臟六腑皆有所顧而病自愈惟宜漸次調補去其外感平其內傷不可驟用參芪桂附使胃氣未得平復脹而益盛矣可服調中湯

陳皮 半夏 甘草 雲苓 焦白术 川芎 白芍炒焦 生地
當歸酒洗 秦艽 香附醋炒 益母 丹皮 砂仁 桔梗 木香

補婦人新產陰血暴竭胃氣未復未滿百日將養失宜或勞動太早或飲食不節外則風冷客于經絡內則七情抑結或行房或努力傷衝帶臟腑展轉虛傷遂成蓐勞之症蓐勞者因產後成病故曰蓐勞咳嗽口干飲食無味寒熱不調也盜汗煩燥氣不足也百節疼痛陰血少無以營養筋骨也頭昏沉重着床經甚也四肢不舉脾虛甚也心無所依陰陽俱虛也然脾胃虛則諸經皆

蓐勞

行以更元，所謂飲食入胃，遊溢精氣，上輸于脾，脾氣散精，上歸于肺，通調水道，下輸膀胱，水精四布，五經並行也。此病延久不愈，致諸失先後補瀉之宜耶？致癃於諸證，其補氣血藥中直從外感內傷，使脾胃健運，司出納之權，理運化之令，則陰生而陽長，氣盛血充，五藏六府、百節四肢皆有所藉以更生元氣，而蒸勞之病可以斷矣。其方四物佐丹皮、炙草、血餘，陰二陳加烏藥以行氣和胃，麥秦艽、玄風、飢紫、枯清熱，外感內傷兩無所損，而元氣平復矣。

產後泄瀉方論第六十一

金按產後泄瀉是血氣虛損飲食不能運化或受風冷以致泄瀉甚則腹痛理宜溫胃健脾兼消食之品不可用四物補陰反使大腸虛滑宜服二术四神丸或平胃散亦可蒼术 陳皮 厚朴 甘草

蒼术泔浸二兩 白术土炒二兩 補骨脂鹽水拌炒四兩 吳茱萸滾湯泡一兩 厚朴薑汁炒兩 陳皮兩 神曲二兩 姜汁調前藥共搗爲丸每服二錢空心砂仁湯下日二服

補按泄瀉症脾氣虛不能運化水穀命門火衰不能蒸腐水穀加以風冷外襲故泄瀉也補火

世寫

以生土扶土以制水則瀉自止骨脂辛温補右尺二术補脾土惡溼而喜燥故用术以去溼止泄茱萸温經散寒陳林神曲消食運氣藥猶産後血虚而配四物則芎地宜凉滑腸非徒無益而反受害

補産後胃氣未復水穀易于停滞胃氣陷于下則泄胃氣壅于上則嘔吐二症俱以温中行氣爲主切不可用猛厲瀉泄之藥如丁香良姜猪苓茯苓之類并一切酸澁之品誤止之也盖四時皆以胃爲本胃爲戊土爲陽明燥金土之不

可涼其不可但溫其經調其氣胃納可進前陰利水後陰利穀則吐瀉自止矣

産後嘔吐方論第六十二

夫産後嘔吐或因邪傷胃或生冷傷胃更有陰虚火旺上冲胃氣吐蚘者亦有瘀血入胃阻拒飲食致嘔者凡因生冷者十之六又虚火冲胃瘀血入胃者十之二三宜温胃湯

厚朴 陳皮 半夏 荳蔻 羌活 防風 香附 藿香

干姜 神麯 山查 生姜 砂仁

嘔吐

補按嘔吐胃氣上逆有物無聲曰吐有聲無

物曰嘔，蓋嘔吐交作則有聲有物矣。胃氣既冷或飲食停積不化，則有是症。既冷外侵則散之，飲食內傷則消之。是方羌活、干薑去風散之，朴、陳皮、蔻、藿、附、烏、砂溫中行氣，消磨積滯也。查去胸中宿食冷氣，除食積，去則胃安，自無嘔吐之患。至以陰虛血燥，火邪逆上，胃中亦能嘔吐，當降火滋陰，引虛浮上逆之火從溝瀆而出。至以瘀血沉滯胃中，消逐之瘀血，非辛溫之劑所能解也。

產後霍亂方論第六十三

金按產後霍亂由臟腑虛損脾胃風冷陰陽不和飲食失調或冷熱至致上吐下瀉肚腹疼痛或腹中一條梗起上沖心胸甚絞而痛昏悶面黑唇青手足厥逆自汗與尋常霍亂無異但產後自有血虛可服扁豆飲子

芽皮 白豆蔻 蒼朮 干姜 藿香 陳皮 柳尾 以上

人參 白朮 甘草 豬苓 砂仁 蓮子

補按霍亂由于胃虛因于外者風冷和干因于內者飲食不節甚以上吐下瀉昏悶絞痛四肢不厥在產後尤爲危症參朮陳甘半夏茯苓加

霍亂

猪苓也砂仁蓮子以止利蒼藿干葛陳皮砂仁
温中止吐加芎歸以養血不用地芍者以其酸寒也

產後虛羸方論第六十四

金方產後虛羸與勞者不似因氣血虧損藏
府勞傷動抱筋骨產婦年少不識百日內將養
失宜或以且自要此疾勞動太早風冷所搏餅
血脈結陽胃耆豈涼夜盡肌膚憔悴漸至虛羸
宜人參補元湯

人參 白朮 茯苓 甘草 當歸 小芎 白芍 熟地
陳皮 川斷 黃耆 肉桂 白芷 香附 厚朴 大棗

補此十全大補之遺意也亦居子亥半夜加黃芪以培補元氣四物加川斷以濟陰養血佐以厚朴香附溫中快膈通利三焦風冷自散餘血漸消加肉桂之辛熱以行之自無留滯之患氣血得補則陰陽和榮衛調而虛羸者可漸平復矣但蓐勞由坐草時努力勞傷所以月內即有此疾至百日則不可治虛羸由百日內將養失宜所致或一月或兩三月延久不愈漸至危殆而產寶中又謂蓐勞食復損氣血或用藥失治始成虛勞之症並虛羸以漸而致臟腑氣

虛羸

血虧損已竭有不可復挽之勢矣臨證者宜細審之

產後血崩方論第六十五

全若產後血崩由勞役驚恐所致產後去血過多已虧元陰血加以起居不慎七情內傷或勞役驚恐血暴來下如崩香云元陰最危難治宜大劑參附湯

人參三錢 綿黃芪一兩 生地三錢 熟地一兩 白术五錢 甘草一錢

杜仲三錢 姜炭一錢 阿膠三錢 貢芪二錢 朱附一錢 陳皮一錢 龍眼肉二十枚

補按血去亡陰危症也產後陰血已虧盡

宜後有血崩之症血脱補氣必亦要論況脾生血勞役則傷脾心主血慮則傷心肝藏血怒則傷肝心亦君火肝亦相火脾鬱則生火三經之火迫血妄行勢必崩陷不可遽止因而昏暈悶亂者有之矣宜方人參亦君輔以白术黄芪甘草以補脾當歸亦臣輔以白芍二地阿膠杜血舒氣眼以補陰而生則陰長之氣盛則血充血脱補氣之要訣也而附陳以行三匝之氣也血崩暴下吐血之症吐下後必有舒血必少當佛方中有一二味行氣藥方無後患並用鐵藥療

血崩

血〻藥以求速効貽害不淺矣

產後月水不至及月水不調方論第六十六

全書產後乳汁已通則月水自斷壯盛者或三月或半載復來至有乳者或一年後復來此常存也若子已長大斷乳產後一兩年月水不至此乃血虛若夜熱面黃食減恐成血枯經閉宜大調經湯

六製香附（甘浸 姜汁炒 酒炒 醋炒 童便浸焙 炼 紅花汁 炙 細磨為末） 當歸（姜汁拌炒） 川芎

白朮 秦艽 川斷 遠志 紅花 白芍（炒） 丹皮 丹參

熟地（炙） 延胡（炙） 烏藥

有夜熱加重症者加紫河車　蘭葉　玄參　大[illegible]

補按手少陰心手太陽小腸二經之血上為乳汁下為月水乳即血也當責之衝有乳無者即合即孕有月水不至而暗妊者有月水一二至而懷妊者一年一產不足為異前賢之說有乳者大約間一年而孕無小兒一年後月水仍至名曰闇乳即不令兒食以致產後一二年後子已長大不吮乳而月水不至非血虛而何致陰火爍血而經枯或脾虛鬱結而經阻或外邪傷衝任二經以調經以開鬱　補陰以生血則

月水不止不至不調

月水自通其方四物遠志以歛白朮以補陰補血
紅花元胡丹皮丹參以行血去滯香附烏藥順氣
秦艽以去榮經之風經調則百病除矣或以
前或後或來或止或經行腹痛或經盡而去
皆由月水不調亦宜此方作丸久服

產後乳汁不行及乳少方論第六十七

今世產後乳汁不行有血少有火鬱血少宜大
補陰血火鬱宜清肝肝火閉脾鬱如血少且又
情所傷暴怒則傷肝憂鬱則生脾火宜補血
藥中加清疏肝解鬱扶脾之劑可服芎藥地黃歸

芎歸芍白地生 丹皮 柴胡 桔梗 荊芥黑 通草加各日外
澤蘭 香附 甘草 陳皮
補乳頭屬厥陰乳房屬陽明乳汁則手少陰手太陽二經血也若乳汁不行屬血虛而兼寒怒所傷若乳少全屬脾胃虛而飲食減少故是方四物補血丹皮通草柴胡清肝火陳解脾鬱以澤蘭荊芥去風走結桔梗向乳家甘草調內走表劑後乳汁自通至于產後乳少大補氣血則胃氣平復胃旺則水穀之精以生新血血充則乳自足又何必用柴胡荊芥等藥也

乳汁不行乳少